吸いたい気持ちがフッと消える

医者が教える禁煙術

山王病院副院長 奥仲哲弥

アスコム

まず、お聞きしたいと思います。

あなたは、タバコについて
どれくらいの知識を持っていますか？

次のページから
タバコについての意外な知識を
クイズ形式で質問します。
ではさっそく始めてみてください！

Q1

タバコを吸っている人は、肺ガンになりやすい？

A

はい。最近は喫煙と関係ない肺ガン（腺《せん》ガン）が増加していますが、それでも非喫煙者の5倍かかりやすいといわれています。しかし、**タバコの恐ろしいところは、肺ガンになった後**です。例えば、喫煙者のガン患者さんは、手術をなかなか受けられません。患者さんが喫煙者とわかったら、禁煙後1カ月は待機させられます。喫煙者の手術は困難で、予後もよくないからです。

Q2

夫が喫煙者の場合、妻がガンにかかる割合ってほんとに高いの？

A

高いです。なんと2倍もかかりやすいということがデータではっきり出ています。理由は、タバコの副流煙に含まれるタールやホルムアルデヒドなどの発ガン物質が、タバコの**主流煙よりもずっと多いからです。**さらに、主流煙よりもニコチンや一酸化炭素も3倍以上多いので、実は主流煙よりも悪いのです。

Q3

喫煙者は、ベランダでタバコを吸えばいいといわれているけど本当?

A

いいえ！　確かに、副流煙の問題でいえば、屋外《やがい》で吸った場合は、ほぼ問題ないといえます。しかし、一酸化炭素は大変怖い物質でベランダで分煙しても、**呼気から有害物質である一酸化炭素がなくなるには長い時間がかかってしまいます。**もし、孫を抱っこしたいおじいちゃんが喫煙者だったとしたら、お孫さんを酸欠にさせないために少なくとも3時間はベランダで深呼吸を繰り返してからにしてください。

Q4

加熱式タバコや電子タバコは、本当に体に害はないの？

A

いいえ、害はあります。加熱式タバコにはニコチンが通常のタバコより多く含まれている可能性があるからです。電子タバコの場合は、使用するリキッドの成分が口から摂取《せっしゅ》した場合のみを想定しており、蒸気にして吸引して、肺で吸収することは考えられていません。**安全の有無は今後の研究結果待ちです。**ちなみに、**電子タバコのほとんどが中国の零細《れいさい》企業で作られています。**

Q5

喫煙者は、企業への就職が今後不利になると聞いたけど、本当ですか？

A

本当です。 喫煙者は仕事の能率が悪いという雰囲気になりつつあります。最近では**喫煙者を入社させないと公言している会社もあります。** ちなみに、医者の学会では、ほとんどのところが喫煙者の入会を認めなくなりました。学会に入れないと、まともな研究などできません。ですので、医者はタバコを吸えない時代になっています。

Q6

喫煙者の肺ガン患者はきちんとした治療が受けられるのでしょうか?

A

受けられますが、治療が非常に制限されます。ちなみに非喫煙者は、たくさんの選択肢があります。話題の特効薬も喫煙者には使えないことが多く、手術をするにしても、喫煙者の手術はやりにくく、手術時間も1・5倍ほど長くなります。また、傷口も大きくなる可能性があります。さらに、肺炎などの手術合併症の確率が5倍以上高くなり、入院期間も長くなります。

Q7

今さら、タバコをやめても遅い？

A

いいえ！　まだ間に合います。45歳までにタバコをやめた場合は、その時点から肺機能の低下スピードがタバコを吸わない人と同じくらいになる、というデータがあります。**禁煙は何歳から始めても、決して遅すぎることはありません。**45歳くらいまでタバコを吸っていても、その後禁煙すれば天寿を全《まっと》うするまでなんとかなると思います。65歳で禁煙したとしても、肺機能の低下を5歳程度遅らせることができます。今すぐにでも禁煙してください。

いかがでしたか？

この中でいくつわかったでしょうか。
どれひとつとっても、タバコが体にいいという
ことはありませんね。

タバコを吸う人の体は、あなたが思っている以上に
老けています。

このままほうっておくと、ますます
状況は悪化していくことは間違いないでしょう。

この7つのことを知っただけでも
あなたは、ものすごく得をしたと思います。

本書は、ここからが本番です。
しっかり読んで、理解を深めてください。

はじめに

本書は、**「本を読んでタバコがやめられたらいいけど、そんなにうまくいくはずがない」と思っている人にこそ読んでいただきたい本です。**私がこれまで行ってきた禁煙治療に関する講演や実際の禁煙外来の中で培《つちか》われた、「スパッとタバコをやめるための方法」が本書にはずらりと披露《ひろう》されています。

はっきりいいます。**タバコは害です。**麻薬として指定こそされていませんが、**その悪者ぶりはヘロインやコカインにもひけを取りません。麻薬だと思ったほうがいいくらいです。**

それでも、やめることはできます。それも、多大な努力や苦痛をともなわない方法で。あまりに簡単なので、拍子《ひょうし》抜けしたり、「ウソだ！」と思う人がいたりするかもしれませんが、本当のことです。

ただし、「なんだ、ダメじゃん」とすぐやめてしまうと効果がありません。少なくとも2週間はお付き合いください。

タバコをやめられない3大理由

一般的に、タバコをやめられない理由は3つあります。

その1つめは、「脳内ホルモン」の問題です。

タバコを吸うと、ニコチンが体内に吸収され、脳に到達してドーパミンを出させます。ドーパミンは脳内ホルモンのひとつで、「快楽ホルモン」と呼ばれます。

これが出ると脳は快感に浸り、またその刺激が欲しくなります。


これがあるために禁煙の成功率がなかなか高くならないのですが、**逆にみれ**

ば、ニコチンが導入するドーパミンの快楽に代わる快感を何かで得ることができれば、タバコを吸わなくてもいいはずです。

脳に快感を与える脳内ホルモンには、ドーパミンのほかにセロトニン、エンドルフィンなどがあります。これらをうまく使って脳の快感をコントロールすれば、タバコがなくても幸せな気分が得られます。

「ちょっと、タバコが吸いたいなあ」

と思ったときに代わりの何かをすれば、タバコに頼らずとも脳内ホルモンが出て、いい気分でいられるはずです。本書はそのためのメソッドをいくつかお教えします。

タバコをやめられない理由の**2つめは、「習慣」です。**いくらがんばって禁煙しても、タバコの煙がもうもうのパチンコ屋に行ったり、自由にタバコが吸える居酒屋に行ったりしてはいけません。

また、ヘビースモーカーの友人と会ったりするのもまずいでしょう。習慣というものは、個人の行動を強力に左右します。禁煙するなら、喫煙習慣に関係するものを数週間から数カ月は遠ざけるようにしなければなりません。

3つめの理由は、「理解の問題」です。これは今タバコを吸っている理由とも関わりますが、タバコに関する最新の正確な知識が不足しているために、誤った認識でタバコに接していて、本当の怖さ、恐ろしさを知らずにいることから起きています。

この理由をつぶすのは簡単で、正しい知識をわかりやすく伝えるだけです。

まだまだ知られていないタバコの怖さ

COPDというとても苦しい病気がありますが、20代からタバコを吸っている人はほぼ確実にこの病気にかかるということを、知っていますか?

思うように息が吐けない、**真綿《まわた》で首を絞《し》められるように苦しくなって死に至る病気**で、現在では死因のベスト10に入っています。でも、この病気を知る人は多くありません。

また、喫煙者の周囲の人がどのような害を受けているかについても、正確な知識が伝わっていません。

副流煙の毒性についてはずいぶん知られてきましたが、喫煙者の呼気に含まれる毒ガスについてはどうでしょう。

たとえば、ベランダで一服したおじいちゃんが、部屋に戻って孫を抱っこしたとき、赤ちゃんが泣き出します。それは、おじいちゃんの吐息に一酸化炭素が含まれているからです。

タバコを吸うと、その後3時間程度は呼気に一酸化炭素が含まれます。ご存じのように一酸化炭素は致死性の毒ガスですから、赤ちゃんは敏感に反応して泣き出します。でも家族の中で、そのことに気づいている人がどれだけいるでしょうか。

本書では、タバコの代替物として注目されている電子タバコや、加熱式タバコ（アイコスなど）についてもふれています。

ここで簡単に結論をいうと、ニコチンが含まれている代替タバコは、やはり有害です。「タールがないから肺ガンにならない。だから安心だ」といっている人がいますが、タールは肺に害を及ぼしますが、ニコチンは全身の血管を傷めます。

突然死の原因の大半が、血管障害によるものです。脳梗塞、脳出血、心筋梗塞、大動脈解離《だいどうみゃくかいり》などでまだ若い人が命を失っていますが、**ニコチンがその原因の大きな部分を占めている**と私は見ています。

また、グリセリンの蒸気《じょうき》を吸引する電子タバコでニコチンを含まないものは無害だといわれています。

実際、そのタイプの電子タバコを禁煙メソッドとして取り上げている人もいますし、それで禁煙できた人もいるそうです。

ただ、グリセリンの蒸気を日常的に吸い込んで本当に大丈夫なのかは、これからの研究を待たなければなりません。

外科医の私がこの本を書くメリット

世の中に禁煙本に類する本は星の数ほどあります。私も本書の執筆にあたっては、書店に何度も通い、片端から類書を買い込んで研究しました。

そのすべてを読み込んだ結果、断言しますが、**本書は最も効果的な禁煙本です。その理由のひとつは、私が外科医であること**です。

いろいろな禁煙本の著者プロフィールを見ていただければわかりますが、ほとんどのお医者さんが内科医です。内科のお医者さんは病気のメカニズムには詳しいですが、実際に肺ガンの手術をしたり、生死の境にいる肺ガンの患者さんに接したりはしていません。タールで真っ黒な肺にメスを入れたりはしていないはずです。

外科医が禁煙の本を書くことのメリットは、そこにあります。**現実に、タバコで痛めつけられた肺を間近で見ているため、理屈だけでなく本気で禁煙を勧めなくてはならないと思っているからです。**

これは事実ですが、タバコを吸っていて肺ガンになると悲惨《ひさん》です。治療の選択肢が極端に限られますし、病院によっては喫煙者は手術はおろか診察もしてくれません。出入禁止をいい渡されたりします。

そんな残念な患者さんを私は何百人と見てきました。

人生を楽しく長く生きるなら、タバコとはきっぱりと縁を切ることです。

それがなかなかできないのなら、まずは本書を最初から最後まで真剣に読んでください。必ず役に立ちます。

奥仲哲弥

吸いたい気持ちがスッと消える
医者が教える最強の禁煙術 目次

第2章 外科医だからこそ書けるタバコをめぐる驚きの事実

第3章 私は、これで、タバコをやめました

第1章

タバコをやめるための簡単メソッド

①脳内ホルモンをコントロールして、吸いたい気持ちを抑える

脳内ホルモンとは、正しくは**神経伝達物質**といい、**脳の中の細胞に興奮や抑制の信号を送る役割**をしています。
ドーパミン、ノルアドレナリン、セロトニン、エンドルフィンなどがよく知られていて、それぞれ次のような役割を果たしています。

ドーパミン…やる気、集中力、所有欲などに関わる
ノルアドレナリン…危険察知、防御、執着心などに関わる
セロトニン…安心、癒《い》やし、精神安定などに関わる
エンドルフィン…快感、幸福感、満足感などに関わる

タバコを吸うと、ニコチンが体内のニコチン受容体と結びつき、脳内でドーパミンを放出します。すると脳は気分がスッキリしたと感じ、快感を覚えます。

喫煙者はこの快感を求めてタバコを習慣的に吸うわけですが、それなら他の方

法でドーパミンに限らず**脳内ホルモンをコントロールすれば、タバコに頼らなくても平気になるのではないか。**それがうまくできれば、無理にがまんをしなくても禁煙ができるはず。ここで紹介するのは、そういうメカニズムによって考案された禁煙法です。

ただし、脳内ホルモンはまだまだ詳しいことが判明していない物質です。一般的なホルモンは血液中を流れているため、抽出《ちゅうしゅつ》して化学的に合成することもできますが、脳内ホルモンは脳の中でだけ生まれ、活動して消えていく物質なので、発見が非常にむずかしいのです。ですから経験則や間接的な方法が主になります。

いずれ脳内ホルモンの研究が進めば、薬として脳内ホルモンを摂取して、より強力に禁煙ができるようになるかもしれません。

それでは、以下の5つの方法をどれでもいいので1つ試してみてください。

脳内ホルモンを分泌するメソッド
①くちぶえ呼吸　副交感神経の働きが高まる

くちぶえを吹くような形に口をすぼめ、息をゆっくりと徹底的に吐きます。もうこれ以上は出せないという限界まで吐き切り、それを数回繰り返します。勢いよく吐くのではなく、「ふーっ」と一定の流量を10秒以上かけて吐きます。

このとき、喫煙者と非喫煙者で一緒に息を吐くと、喫煙者のほうが早く吐き終わることに気づくでしょう。**喫煙者は肺がスカスカで、吐く量（1秒量）が何割が減少しているから**です。それに気づくだけでも、禁煙の大切さが認識できると思います。

タバコが吸いたくなったら、がまんをするのではなく、このくちぶえ呼吸を実行します。

1回で足りなければ、2回、3回。

この呼吸法を繰り返すと、エンドルフィンやセロトニンが放出されて副交感神経の働きが強まり、リラックスできます。

タバコが欲しいと思うときはたいてい交感神経優位でイライラが募っているような場合ですから、ホルモン呼吸を身につけると、そのような状態から早く脱することができます。

また、実際にやってみるとわかりますが、このホルモン呼吸はかなり腹筋に力が入ります。したがって習慣にしていくと、いつの間にかお腹まわりがやせるという副次効果もあります。

注意するのは、口の開け方です。

「口をすぼませる」と聞くと、ひょっとこのように口を尖《とが》らせてしまう人がいますが、そうではなく、自然な表情のままで少しだけ口を開けるようにします。

くちぶえ呼吸は「信号待ちをしているとき」や「エスカレーターに乗っているとき」など、日常生活のすき間時間にいつでも何回でもやってほしいのですが、そのときに口を尖らせていたら、変な人だと思われてしまいますね。

鏡を見ながら自然な表情でできるようになるまで、練習してみましょう。

口輪筋《こうりんきん》に少し力を入れるといいかもしれません。

鏡を見ながら、時計を用意して自然な表情でできるだけ長い時間息を吐き続ける。これをマスターすると、禁煙に成功する可能性がかなり高まります。

脳内ホルモンを分泌するメソッド

①くちぶえ呼吸

軽く口をすぼめて行う「くちぶえ呼吸」は、繰り返すことで、セロトニンなどの脳内ホルモンが分泌されて、タバコを吸いたい気持ちが消え失せます。

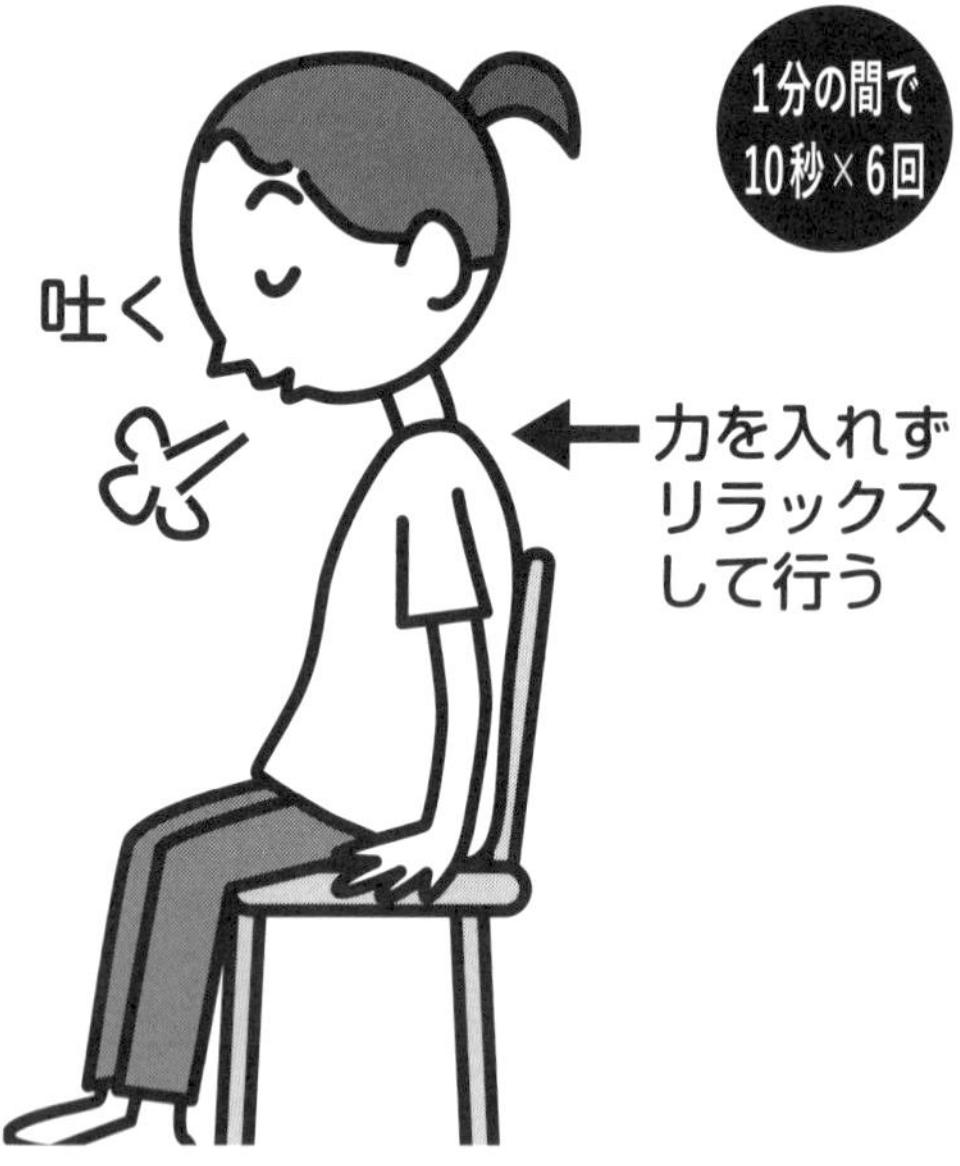
1分の間で
10秒×6回
吐く
力を入れず
リラックス
して行う

❶椅子や床に座って、軽く口をすぼめるようにして、息をゆっくりと吐く。もうこれ以上は吐けないというところまで吐き切る。

❷吸うことは意識せずに力を抜く(息は勝手に吸ってしまいます)。それを10秒ほどで行い、6回繰り返す。

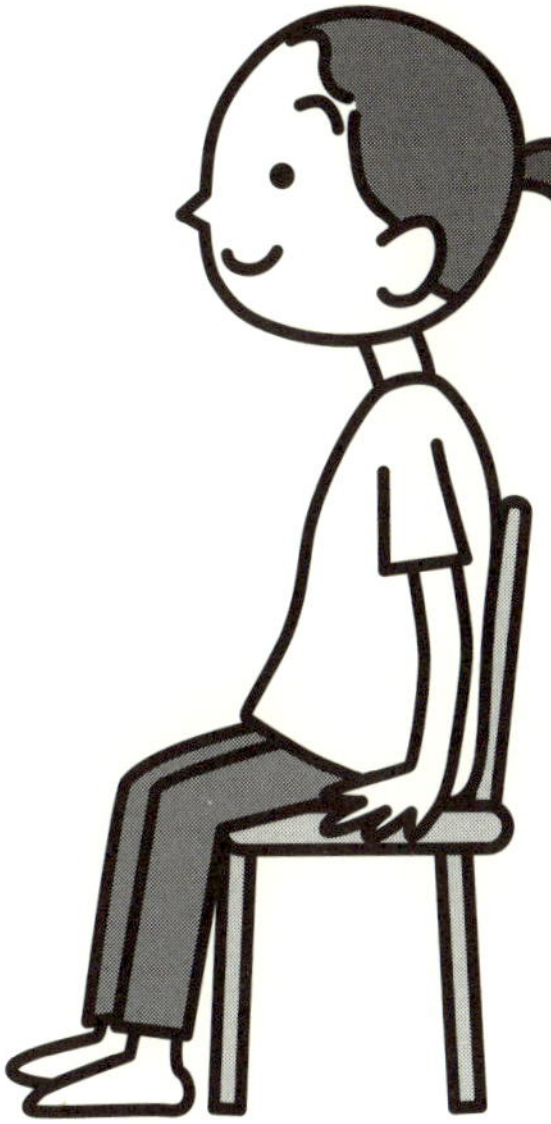

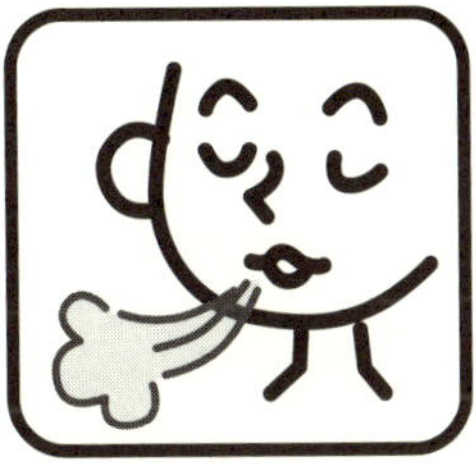

❸口の形は、くちぶえを吹くような形にしてすぼめる。唇のすき間からゆっくりと息を吐き出すようにしよう。

脳内ホルモンを分泌するメソッド

②リラックス首まわし　特別な器具を使うことなくラクになる

現代人は机に向かって長時間座り、パソコンの画面などを眺《なが》めて指先でキーボードを叩いています。これは人間としてはきわめて不自然な状態です。

その結果、首、肩、腕の筋肉がこわばり、目の疲れともあいまって、頭痛、肩こり、腰痛などに悩まされます。

体を不自然な状態で固定し、頭だけを使っているのですから、当然のことながらストレスが溜《た》まり、心も体も悲鳴を上げます。喫煙の習慣がある人が、「ちょっと一服」と思うのも、無理はないのかもしれません。

しかし、たとえタバコを吸っても、体の疲れは取れませんし、頭の疲労もそのままです。ニコチンのもたらす解放感が、一時だけリラックスしたような気にさせてくれているだけ。それは本当の解決策ではありません。

タバコと縁を切り、心と体に無理のない生活を送るためには、溜まった疲れとストレスをそのつど解消することです。もちろん本格的に体を休めるには、温泉につかったり、マッサージを受けたりすることが必要でしょうが、肩こりや目の疲れは1時間に1回くらいの簡単な体操で改善することができます。

だからといって、オフィスでいきなり全身運動を始めるというのは、職場の迷惑になります。ここでは、最小限度の体の動きで、特別な器具を使うことなく体をリラックスさせて脳内ホルモンを出す方法をお教えします。

まずは、「リラックス首まわし」です。

「どうも首まわりがすっきりしないなあ」といった「肩こり」ならぬ「首こり」は、日ごろの姿勢が悪かったり、**長時間同じ姿勢をとり続けたりする生活習慣に原因があります。**

そのほかにも眼精疲労や運動不足、ストレスなども原因として考えられます。とくにストレスが強いと、大したことのない首こりが強く感じられる傾向があるようです。

やり方は簡単で、椅子に座ってまっすぐ前を向いた姿勢から、首を力を入れずに前後左右に倒します。息を吐きながら前に倒して戻し、今度は息を吸いながら後ろに倒して戻します。

次に、息を吐きながら左に倒して戻し、同じように息を吐きながら右に倒して戻します。

それから、いよいよ首まわしです。息を吐きながら左回りに軽くぐるぐる回します。いったん止めて、息を吸い、今度は息を吐きながら右回りに回します。

以上のすべてを2回繰り返したら、1セット完了です。首にはたくさんの神経と細かい筋肉、そして大切な脊椎が通っていますから、決して無理に力を入れて動かしてはいけません。

ただの首まわしと思うかもしれませんが、**呼吸と連動させて行うことでリラックス効果が大きく、エンドルフィンやセロトニンをたっぷり出すことができます。**

タバコが吸いたいと思ったら、これを試してみてください。

脳内ホルモンを分泌するメソッド

②リラックス首まわし

首のこりや痛みはストレスやイライラを招き、その結果、タバコを吸いたい気持ちを促進させてしまいます。首を動かしてリラックスさせれば脳内ホルモンの分泌も盛んになり、イライラも消えます。

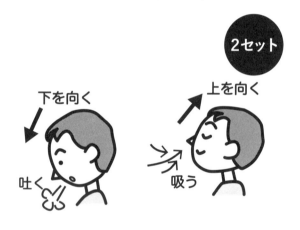

❶椅子などに座ってリラックスした状態で、首を上下に動かす。下を向くときは息を吐き、上を向くときは吸う。

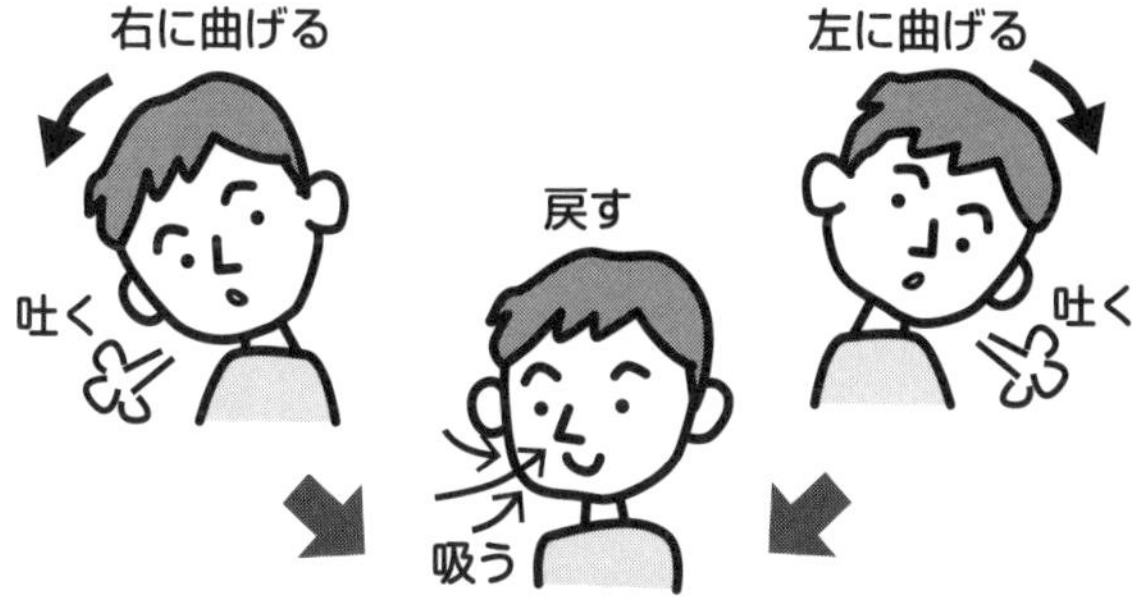

❷1のままから、今度は首を左右に動かす。首を曲げるときは息を吐き、戻すときに吸う。

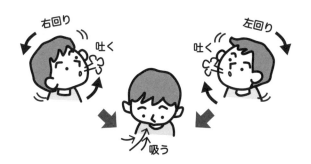

❸次にゆっくり首を回転させる。息を吐きながら左に回し、元の位置に戻ったときに息を吸い、今度は右に息を吐きながら回す。ここまでで1セット。これを2セット繰り返す。

脳内ホルモンを分泌するメソッド

③天使の羽開き　全身の血流がよくなり、吸う気が失せる

現代人のほとんどの人が肩こりを経験しています。そのためにマッサージに通ったり、誰かに肩をもんでもらったりしますが、肩もみはあまり効果がないといったら驚きますか？

じつは「こっているから」とその部分の筋肉をマッサージするのは、必ずしも褒められたことではないのです。**筋肉はよく収縮するので、もめば気持ちよく感じますが後で「もみ返し」がきます。**肩こりにはもっとよい方法があるので、ぜひそちらを試してみてください。

それは、「肩甲骨を動かすこと」です。

肩甲骨とは背中にある一対の骨で、「天使の羽」の付け根の部分です。三角形で薄い板状の骨で、肩や腕を上げ下げするときに動きます。

肩こりの人はこの肩甲骨の動きが悪くなっています。

だから、肩こりのときは肩の筋肉をマッサージするよりも、肩甲骨の周囲をもみほぐし、肩甲骨の動きをなめらかにしたほうがよいのです。

また、肩甲骨の動きがよくなると、胸郭《きょうかく》の動きもスムーズになるため、**肩こりが解消してリラックスするだけでなく、呼吸の質も改善します。**喫煙者は肺にダメージが溜まっているので、呼吸をよくすることは何よりも大事。後で説明する、ＣＯＰＤという恐ろしい病気の予防にもなります。

それではみなさんも、実際に肩甲骨を動かしてみましょう。「天使の羽開き」という体操です。

まっすぐに座るか、まっすぐに立ってリラックスします。次に両手を後頭部で組み、やや下を向き、静かに口から息を吐き切ります。

次にゆっくり鼻から息を吸いながら首を起こすと同時に両ひじを開き、胸を大きく開きます。

背中の左右の肩甲骨がくっつくくらいのイメージで胸を張り、限界まで息を吸います。そこで少し止めます。

今度は口からゆっくりと息を長く吐きながら、両ひじを体の前で閉じていきます。開いた胸を狭めていき、左右の肩甲骨の間隔を大きく広げます。

同時に頭を前に倒し、全体的に上半身を丸めるようにします。もうこれ以上息が吐けない、肩甲骨が広げられないというところまできたら、いったん止めます。

以上が1回の体操で、これを10回やって1セットとします。ふつうは2セット行います。

これをやると、**肩だけでなく全身の血行がよくなるのを実感できます。**朝の寝覚めが悪いとき、午後に体がだるいとき、夕方もうひとがんばりしなくてはならないときなどに、これをやってみてはいかがでしょうか。

仕事の区切りにこれをやる習慣を身につけると、いつの間にかタバコを吸いたい気持ちが消えているはずです。

脳内ホルモンを分泌するメソッド

③天使の羽開き

喫煙者は呼吸の質が低下しています。天使の羽開きで、肩甲骨を動かせば胸郭の動きがスムーズになり、呼吸の質も改善。肺機能の向上にもつながります。

10回×2セット

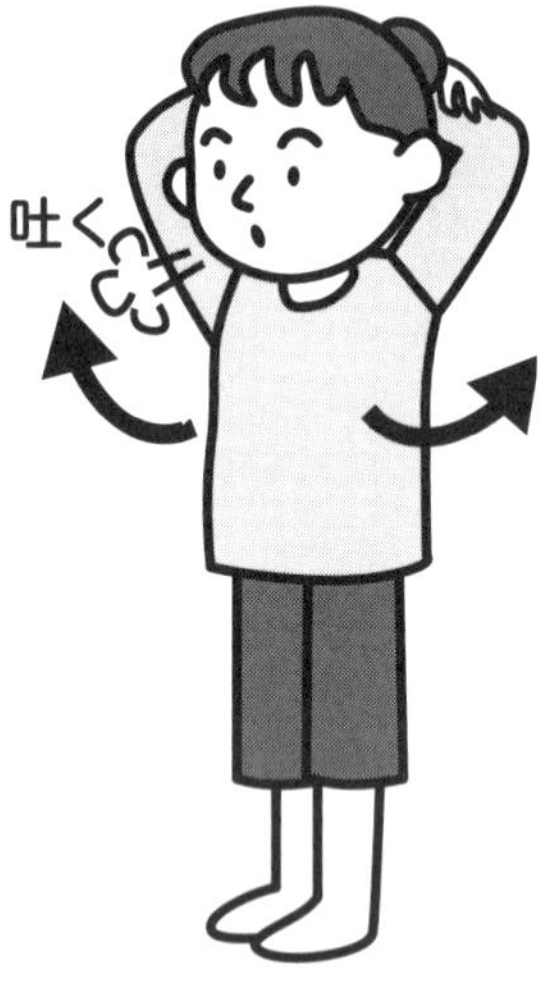

❶まっすぐ立って、リラックスした状態のまま、両手を、後頭部で組んで、やや下を向き静かに息を吐き切る。

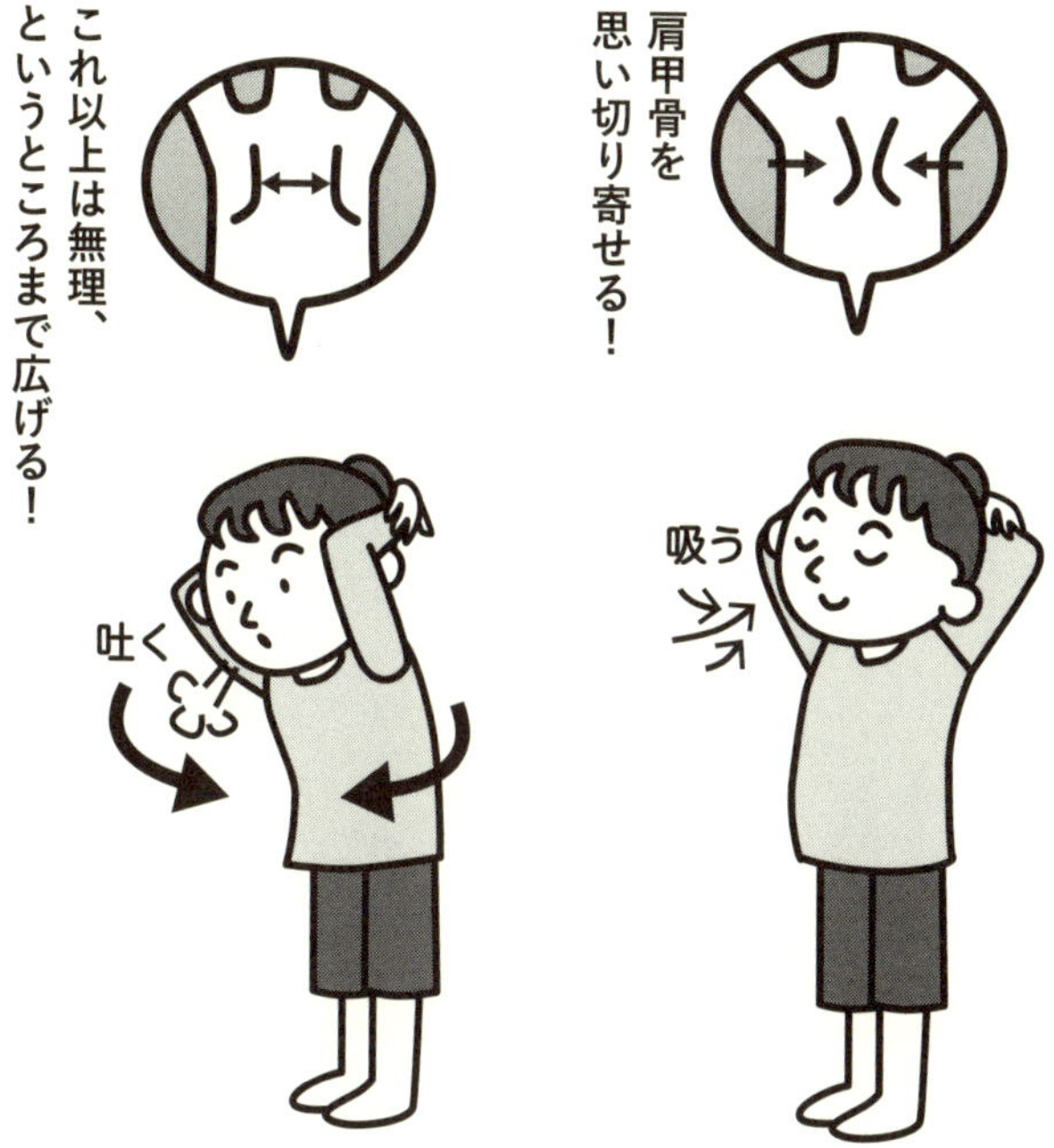
肩甲骨を
思い切り寄せる！
吸う
これ以上は無理、
というところまで広げる！
吐く

❷ゆっくり息を吸いながら首を起こすと同時に両ひじを開き、胸を大きく開く。背中の左右の肩甲骨がくっつくくらいのイメージで胸を張って、限界まで息を吸う。そこで少し止める。

❸今度は、口からゆっくりと息を長く吐きながら、両ひじを体の前で閉じて、開いた胸を狭めていき、左右の肩甲骨の間隔を大きく広げる。これ以上息が吐けないというところまできたら止める。ここまでが１回で、これを10回行って１セット。2セット行う。

脳内ホルモンを分泌するメソッド
④美姿勢マッサージ　浅くなった呼吸を元に戻す

「天使の羽開き」は確かな効果がありますが、もう少し手軽に肩甲骨まわりをリラックスさせたい方法があります。

そこで、紹介したいのが「美姿勢マッサージ」です。肩甲骨まわりのマッサージとしては、周囲の筋肉と肩甲骨の間に「しゃもじ1枚」分のすき間をあけるようにする「肩甲骨はがし」が有効なのですが、これは1人ではできません。たいていの人は自分の肩甲骨に手が届かないからです。

でも、肩甲骨の左右両サイド、つまり脇側の部分になら手が届きます。そこをやさしくなでるようにして肩甲骨にくっついた筋肉を刺激していくのです。これなら仕事中に姿勢を変えずに実行できます。

実際に筋肉を骨からバリバリとはがしていくのではなく、骨の周辺の筋肉をほどよく刺激して、肩甲骨の動きをなめらかにすると考えればよいでしょう。

肩甲骨まわりを刺激することのメリットは、**肩こりや腰痛の改善にとどまりません。**デスクワークの人はいつの間にか背中が丸まってしまい、**呼吸が浅くなりがちなのですが、それを元に戻す効果があります。**

つまり、健康的な深い呼吸を取り戻すことができるのです。これは心と体をリラックスさせ、エンドルフィンやセロトニンなどの脳内ホルモンを出させます。

仕事中に「タバコが吸いたい」と思ったら、すぐ美姿勢マッサージをやりましょう。

脳内ホルモンを分泌するメソッド

④美姿勢マッサージ

「天使の羽開き」同様、脇などの肩甲骨まわりをほぐすことで、いい呼吸を手に入れることができます。脳内ホルモンの分泌も促されるので、禁煙に役立ちます。

2セット

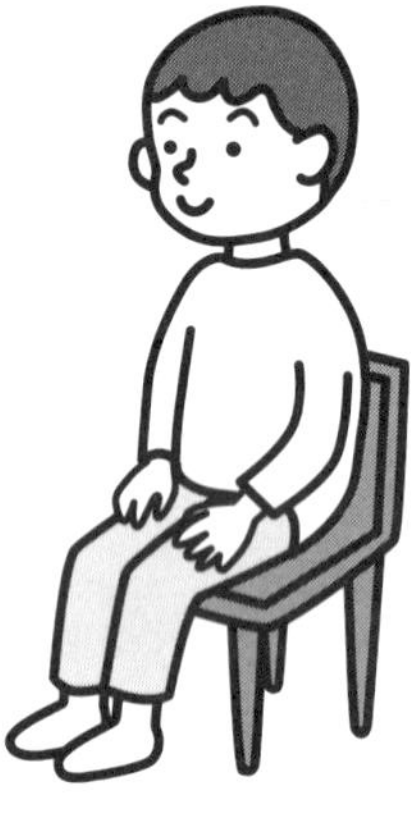

❶椅子に座って、
リラックスする。

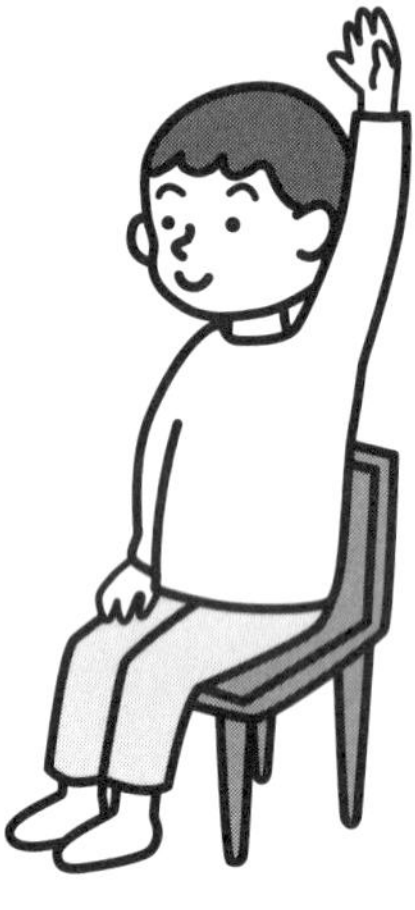

❷片手を上げる。

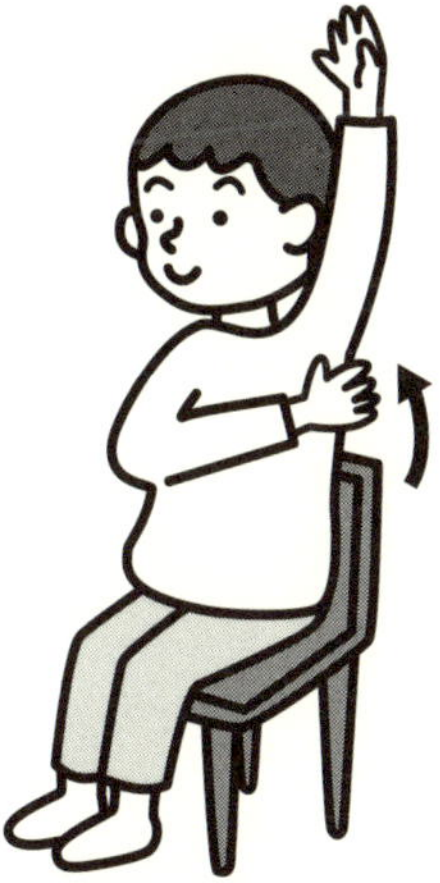

❸脇の下に手のひらを当てる。

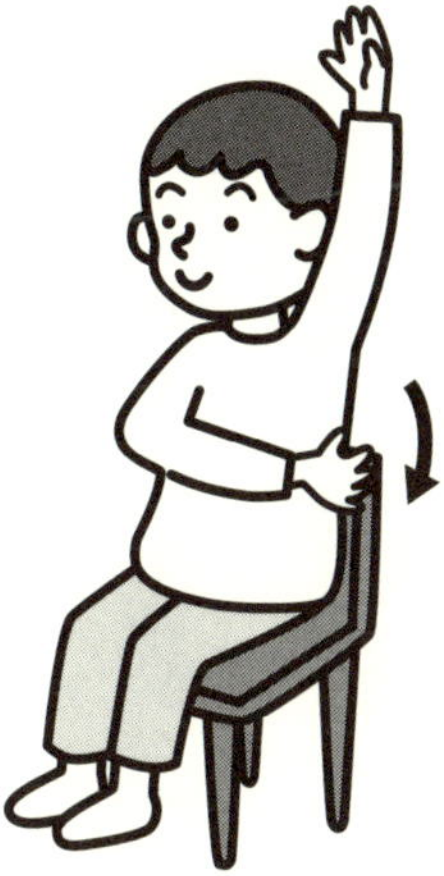

❹その手を、上下に動かしながら、やさしくなでるようにろっ骨をさする。10回やったら今度は反対側も同じように行う。ここまでで1セット。2セット行う。

脳内ホルモンを分泌するメソッド

⑤木を抱くポーズ　胸と肩甲骨を同時にほぐす

次は肩甲骨をリラックスさせながら、胸の筋肉もほぐしていく体操です。
理想的な呼吸のためには横隔膜《おうかくまく》の動きが大切です。横隔膜がよく動かないと、肺を十分に伸縮させることができないからです。

そのためには、胸郭を柔らかくして、上下左右に自由な動きができるようにする必要がありますが、そのトレーニングがこの「木を抱くポーズ」です。

胸郭は肩甲骨と連動して動きますから、胸の体操は同時に肩甲骨をリラックスさせることにもつながり、一石二鳥です。

まず、目の前にやっと両手で抱えられるくらいの太さの木が立っているところを想像します。森の中で、いい空気を吸っているとイメージしましょう。

足を肩幅くらいに開いて、両手をその想像上の木に回します。木に抱きつくような感じです。

次に、息を口から10秒ほどかけて吐きながら、腰を落とします。ひざを軽く曲げながらお尻を後ろに引きます。

それと同時に両腕を前方に伸ばします。木が数十センチ向こうに逃げていったような形です。

このとき、肩甲骨が十分に開いていることを確認します。

そして息を吐き切ったら、さらにがんばって、肺に残った息を完全に吐き出します。

最初の木を抱く姿勢に戻り、今度は左右のひねり運動です。

木を腰を中心にして左右に振り回すようなイメージです。

まず右にゆっくりとひねります。口から息を10秒ほどかけて吐きながら、両腕と上体をゆっくりと動かします。これ以上回せないところまできたら、さらに息を吐きます。

体を元に戻し、次は左にひねります。右のときと同じように10秒かけて息を吐き、両腕と上体を左に回します。

以上の、「前」「右」「左」で1セットです。

これを3セット繰り返します。

どうでしょうか。真剣にやると、うっすらと汗が出てきませんか。

しかも、日ごろあまり動かさない体の部位が刺激されて、気持ちよくありませんか。

この「気持ちいい」と感じたとき、それは脳内ホルモンが出ている証拠です。エンドルフィンやセロトニンなどの快感ホルモンが出ているときは、タバコのことを考えていないはずです。

ふつう、タバコが吸いたいと思うのは、ストレスを感じてリラックスしたいと脳が欲しているときです。そこで体を動かしてリラックスしてしまえば、タバコの出番はなくなります。

こうして、無理なく禁煙することができるのです。

脳内ホルモンを分泌するメソッド

⑤木を抱くポーズ

横隔膜の動きをよくして、肺の機能を高める効果のある体操です。気持ちいいと感じられるまでやりましょう。

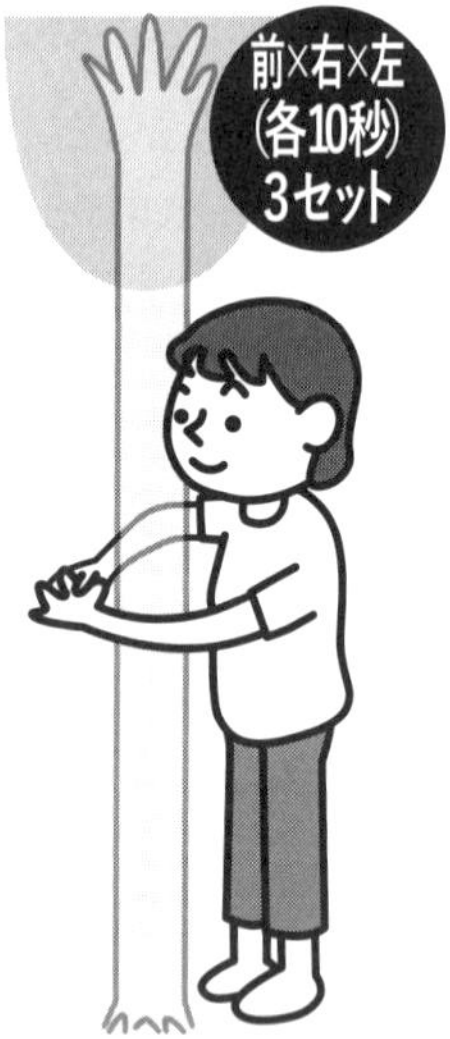

❶目の前に、木が立っていることをイメージする。

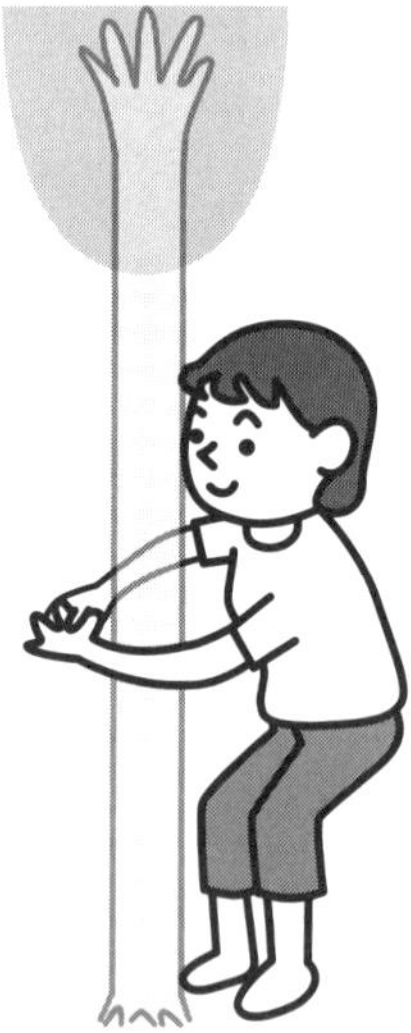

❷両足を少し開いて、両手を想像上の木に回す。次に、息を口から10秒ほどかけて吐きながら、腰を落とす。同時に、両腕を前方に伸ばす。このとき、肩甲骨が十分に開いていることを確認する。

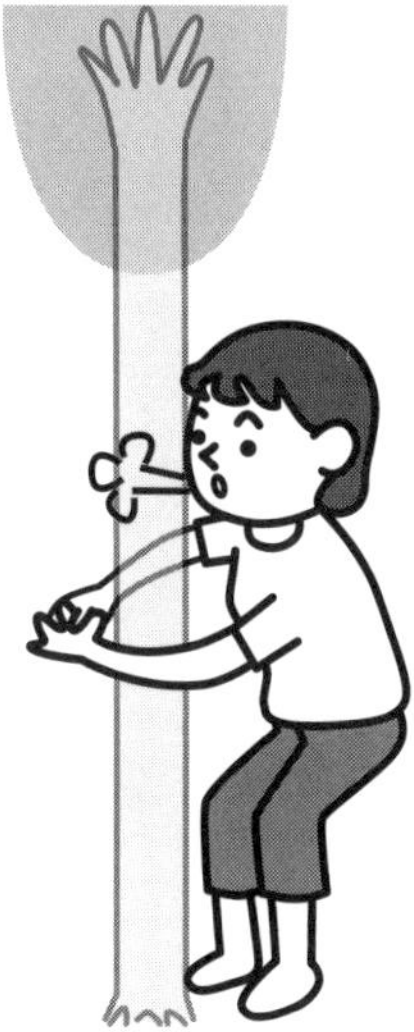

❸息を吐き切ったら、さらにがんばって、肺に残った息を完全に吐き出したあと、力を抜く（息が自然に吸われていきます）。

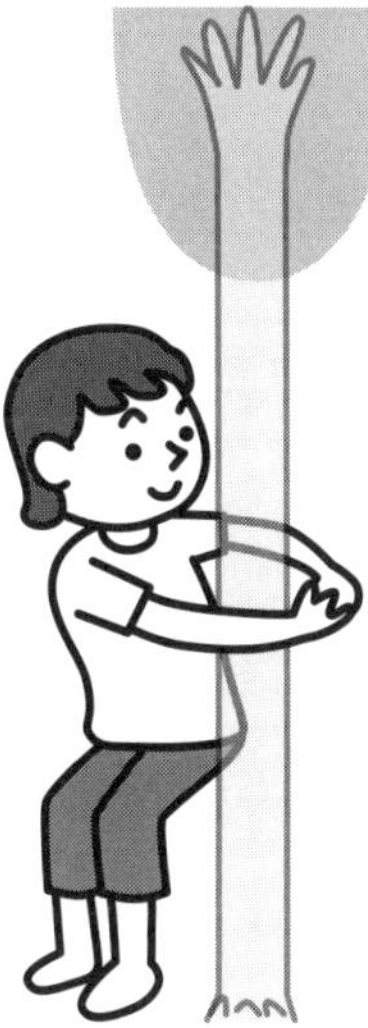

❹1に戻り、ゆっくりと両腕と腰を左にひねりながら、10秒ほどかけて吐き出す。両腕と上体をゆっくりと動かす。これ以上動かせないところまできたら、さらに息を吐く。

元に戻り、次は同じように右も行う。ここまでが1セット。これを3セット行う。

②さらに禁煙に成功しやすくなる日常の簡単メソッド

ここでは前述の5大メソッドを補助する、さまざまなアイデアを紹介します。

禁煙を成功させるためには、「タバコが吸いたい」と思う前にストレスを消してしまうか、「タバコが吸いたい」という気持ちをほかに振り向けてしまうかして、喫煙衝動をつぶしてしまうことが大事です。


ニコチン依存症は根が深く、思わぬところで逆襲してきます。

長く禁煙していた人でも、何かのはずみに無意識にタバコを吸ってしまうことがあります。

そのため、**ワンパターンの禁煙法ではなく、多種多様な方法でタバコの誘惑を退けるようにしておいたほうがいいのです。**


以下に紹介する方法のすべてを実行する必要はありませんが、できること、興味のあることはマスターしておきましょう。

ため息をついてタバコをやめる

子どものころから「ため息をつくのはよくないこと」と教わってきた人に「ため息をつきなさい」というと驚かれます。ため息には緊張をほぐしてストレスを逃がす効果があり、自律神経のバランスを調整してくれます。同時にセロトニンなどの脳内ホルモンが出るため、タバコを吸いたい気持ちを抑える働きがあります。

タバコを吸いたくなったら、まずは大きく深いため息をつきます。なるべく大げさにやりましょう。それだけで喫煙衝動がかなり減ります。その後で、「くちぶえ呼吸」や「美姿勢マッサージ」などのメソッドをＴＰＯに応じて実行すればいいでしょう。

職場で突然大きなため息をつくと、まわりから「どうしたの？」と声がかかるかもしれません。そうしたら、積極的にこう答えましょう。

「禁煙の先生の本を読んでいたら、タバコを吸いたくなったらため息をつけと書いてあったから」

禁煙は黙って行うよりも、まわりに発表してしまったほうが成功します。失敗したときに恥をかきたくない気持ちが後押ししてくれるからです。

「禁煙にはため息」という新常識が世の中に知られるようになったら、「ため息をつくのはやめなさい」と教えることが過去の話になるかもしれません。

ただし、注意しなければならないのは、暗いため息をつかないことです。明るく元気なため息をついて、周囲を明るくしましょう。

たった15秒数えるだけで吸いたい気持ちが収まる！

タレントのタモリさんが実行して有名になった方法です。

タバコが吸いたくなったら、とにかく15秒数えます。その時間稼ぎで喫煙衝動《しょうどう》を収めてしまうのです。

この方法はダイエット中の人が、好きなものを「食べたい」と思った瞬間にも有効です。**本能的な衝動というものは、たいてい15秒も待てば薄らぎますから、**そうやって「吸いたい」という気持ちの大波が過ぎ去るのを待つわけです。

これをやっているうちに、喫煙衝動は減少していきます。そして、まったくタバコのことを考えない日が出現するでしょう。

流行の１人カラオケはタバコを遠ざける

最近は「１人カラオケ」を趣味にする人が増えているそうです。歌の練習をしておいて、みんなとカラオケに行ったときのレパートリーを増やすためとか、ストレスの発散とかが目的だといいます。

禁煙という目的で考えたとき、この「１人カラオケ」は最適です。歌っている最中はタバコを吸えませんし、**好きな歌を大声で歌っていれば、脳内ホルモンが分泌されます。腹式呼吸で体幹《たいかん》が鍛えられ、代謝もアップします。**

ちょっと時間が余ったら、パチンコではなく「１人カラオケ」に行きましょう。

ウソ笑いでも脳内ホルモンは分泌される

「笑いヨガ」という言葉を聞いたことはありませんか？
みんなで大声で笑うことによって、ストレスを解消し、気持ちを活性化させるヨガの一種です。

人間とは不思議なもので、別におかしいことがなくても、笑っているふりをするだけでだんだん楽しくなってきます。**「笑う」という行動がドーパミン、セロトニン、エンドルフィンを大量に放出させるからです。**

深刻な顔はストレスを招き、笑顔は心をリラックスさせます。ストレスはタバコを要求しますから、いつも笑顔でいることが大切です。

心を許せる相手との楽しいひとときが吸いたい気持ちを抑える

幸せホルモンのエンドルフィンや快感ホルモンのセロトニンが脳の中で出ているときは、タバコを吸いたいとは思いません。副交感神経優位の状態になって、心身ともにリラックスしているからです。

したがって、禁煙するためにはそれらの脳内ホルモンが出る状況をできるだけ多く作ることが望ましいわけです。

そういう状況として理想的なのは、**心を許せる相手と楽しいことをしているとき。**同じ趣味を持っている仲間と、その趣味のことを語り合っているような場合は、時間の経つのも忘れて没頭しているはずです。

ストレスになりそうな場を避ければ喫煙は防げる

私は**「禁煙を始めたばかりのときは、同窓会に行くな」**といっています。同窓会は、前ページの「リラックスできる相手と楽しいことをする」に似ているようですが、じつはかなりのストレスをともなうからです。

同窓会では、どうしても「自分をよく見せよう」という意識が働きます。同じ年齢なので、みんなより少しでも若く、エネルギッシュに見せたいという気持ちが出てしまうのです。すると交感神経優位になってタバコが吸いたくなります。

そのような競争意識の働く場は、禁煙が定着するまで避《さ》けましょう。

スマホの待ち受け画面を好きな画像やイラストにする

「そんなことで禁煙できるのか」と思うかもしれませんが、タバコが入り込んでくるのは生活時間のわずかな「間」です。「一服」という言葉があるように、さまざまな活動の切り替え時間や休憩タイムにタバコが吸いたくなるものです。

そんなときに脳内ホルモンを出して気分を落ち着かせ、タバコを遠ざける働きをしてくれるのが、スマホの待ち受け画面です。現代人は1日に数え切れないほどスマホを見ますから、そのたびに待ち受け画面を目にするはずです。

試しに、今すぐやってみてください。

泣いたり笑ったりをがまんしない

「泣く」という行動と「笑う」という行動は、ストレスを大幅に下げます。交感神経優位の状態から副交感神経優位の状態に、一瞬にスイッチを切り替えるからです。

現代人は、なるべく人前で喜怒哀楽《きどあいらく》を出さないようにしていますが、そのことがストレスを溜め、タバコに手を伸ばす原因を作っているのです。

たとえば、「泣ける映画」「笑える映画」を見に行ったり、部屋で観賞したりするのはどうでしょう。**泣いたり笑ったりしているときには、タバコのことを考えていないことが自覚できるはず**です。

自分のペースで歩けば脳内でホルモンが湧く

朝晩の通勤時間には「自分のペースで歩く」ということがなかなかできません。人混みの中で人とぶつからないよう気を配るのが精一杯だからです。
しかし、そういう行動はストレスを溜めてしまいます。

時間のあるときには、人通りの少ないルートを選んで、自分のペースで歩いてみましょう。「流されていた自分」から解放されて、心がスッキリ落ち着くはずです。**自分のペースで歩くと、脳内でエンドルフィンが放出されます。**

それだけでなく、最大の筋肉のある足を動かすことで代謝を高め、夜の眠りの質も改善されます。

いつもと違う格好で少し違う自分になってみる

「変装」といっても、スパイのように顔かたちを変えるわけではありません。「いつもと違う眼鏡をかけてみる」「帽子をかぶる」「髪形を変える」といった程度でいいのです。

いつもの自分と少し違う自分になることで、好奇心が刺激されてドーパミンが出ます。その結果、緊張感がほぐれ、ストレスが減ります。新しい自分を発見してワクワクすることで、エンドルフィンが出て、気分がよくなります。

自分に合った変装法を見つけて、楽しんでみましょう。

乳酸菌や亜鉛をとる

これは禁煙とは直接関連しないのですが、脳内ホルモンの材料や、生産に関与するものを摂取《せっしゅ》することで、脳内ホルモンの供給を円滑にする行動です。

たとえば乳酸菌は、セロトニンが主として作られる腸の環境を整える役割を果たします。免疫力の強化や高血圧、高コレステロールの予防にもなるので、不足しないようにしたいものです。

亜鉛は脳内ホルモンの生成に欠かせない物質です。**不足しないように、豚レバーや牡蠣《かき》などの亜鉛を豊富に含む食品をとるようにしましょう。**

③こうすれば
習慣化できる！

どんなにすばらしい考えや行動も、習慣として身につけなければ自分のものにはなりません。たとえば「人より先にあいさつをする」といった行動も、無意識に行えるようにならなければ、ただの思いつき、気まぐれに見えてしまいます。

喫煙というのはひとつの習慣ですから、それをやめるにも習慣が必要です。本書で紹介しているさまざまなメソッドのうち、**気に入ったもの、効果があると感じたものを繰り返し実行して、無意識に行えるようにしましょう。**

電車を待っている間に気がついたらくちぶえ呼吸をしていたり、仕事の合間にリラックス首まわしをしていたり。そういう習慣化ができてしまえば、もう完全禁煙は時間の問題です。

できるだけ緊張する場所には近づかない

72ページでもふれましたが、禁煙中の人が緊張するような場所や、喫煙を誘発するような場所は交感神経優位の状態を作るので、近づかないのが一番です。どんな場所が該当するかというと、喫煙可能な居酒屋や、喫煙所、苦手な人がいる会合、合コンなどです。

また、「学生時代によく行ってタバコを吸っていた喫茶店」のように、タバコの記憶と連動する場所も避けたほうがいいでしょう。

タバコは習慣性の強いものですから、ちょっとした記憶の引き金が強い誘惑になります。

そういう意味では、禁煙生活という新しい人生を迎えた記念に、いろいろなものを一新してしまうのもいいでしょう。

タバコの吸える馴染《なじ》みの居酒屋は避け、禁煙の酒場（まだ少ないので困りものです。せめて分煙の店を選びましょう）に行くとか、パチンコ屋のような当たり前にタバコの吸える場所は行かないようにするとか。

お金はかかりますが、海外旅行を趣味にするという手もあります。飛行機に乗っている時間はタバコに縁がありませんし、先進国なら多くが屋内禁煙です。しかも、吸いたくてもタバコが高価。そういえば、次のような人もいます。

「タバコに縁のない趣味として、スキューバダイビングを始めました。潜《もぐ》っている間は絶対に吸えませんし、水中のすばらしい景色が楽しめます。海外旅行もできるので、まさに一石二鳥です」（50歳男性・会社役員）

まずは16時間やめてみる

「禁煙に何度も挑戦したが、そのたびに失敗している」という人はたくさんいます。タバコの、とくにニコチンの習慣性がいかに強いかということの証明です。

そういう人はたいてい、強い意志で禁煙しようと大きな目標を立てています。最初は意志の力でがんばるのですが、何かの拍子にくじけてしまい、「つい1本」。それで禁煙の意志が崩れてしまい、「もういいや。おれはやっぱり弱い人間だ」とやぶれかぶれの気持ちに。

でも自分を責める必要はありません。タバコは習慣性という魔力を持った毒なのですから、負けても仕方がないのです。

むしろ、強大な悪の帝国にゲリラ戦で立ち向かう正義のヒーローといった気持ちで挑んでみると、効果があるかもしれません。

たとえば「まずは16時間、禁煙してみよう」といったような、**低めのハードルを設定するのです。**なぜ16時間かというと、睡眠時間の8時間を足せばちょうど24時間。**つまり、「1日禁煙」です。**

「1日」というと「今日は吸えない」と身構えてしまいますが、「16時間」だと「できそうだ」と思うものです。

それでも16時間が長すぎる人は、「3時間」「6時間」「12時間」というように、段階的にハードルを高くしていくのがいいでしょう。

このとき、必ず記録をつけるようにします。禁煙という戦いの記録が、成功への道筋をつけてくれます。

1週間のうち、半分だけ禁煙してみる

16時間禁煙ができるようになったら、次は「1週間のうち3〜4日だけ」「1カ月のうち15日だけ」というように、禁煙日を増やしていきます。このとき、無理に連続させる必要はありません。

いきなり連続記録にこだわってしまうと、途切れたときの反動でストレスがやってきます。**それよりも「1週間の半分以上、禁煙できた！」「1カ月の3分の2も禁煙できた！」と実質的な勝利を収めていきましょう。**

もちろん、連続で禁煙できるなら、それに越したことはありません。少しでも早く完全禁煙するためには、1本も吸わないのが一番なのですから。

禁煙日の記録には、壁掛けカレンダーがいいでしょう。

1カ月分のカレンダーで、**禁煙できた日を赤丸で囲っていきます。赤丸がどんどん増えていくにつれて達成感が積み上げられ、禁煙に対するモチベーションもアップしていくはずです。**

「断続でもいい」としているのは、禁煙に対するストレスを避けるためです。ストレスはタバコを招きますから、禁煙自体がストレスになるのはマイナスなのです。

「最初は週に1日くらいの禁煙でしたが、妻や子どもたちから『赤丸増えたね』と褒《ほ》められるうちにその気になって、それから3カ月くらいでパーフェクトに。やめるペースが穏やかだったせいか、今ではまったく吸いたいと思いません」（37歳男性・会社員）

という声もあります。参考にしてください。

ＳＮＳで禁煙宣言をし、禁煙日記を公開する

これは、「禁煙日記」をＳＮＳにアップしてしまうという方法です。

今ではいろいろなＳＮＳがあります。Ｔｗｉｔｔｅｒ、Ｆａｃｅｂｏｏｋ、ＬＩＮＥ、……ｅｔｃ．みなさんもどれかはやっておられるのではないでしょうか。

このＳＮＳ上に禁煙日記を公開するという禁煙法があります。いろいろな人がやっていますので、目にしたこともあるでしょう。

みずからの禁煙チャレンジを知り合いに公開するというのは勇気が必要ですが、**公開したために後に引けなくなり、禁煙が成功してしまうという効果があります。**

「古い友だちから『禁煙日記、見てるよー。がんばってー』とメッセージが届いてびっくり。ああこの人も友だち登録してたんだー、と懐かしくなると同時に、成功させなくちゃと気持ちにムチが入りました。おかげで意志の弱い私も今回は禁煙できました」（33歳女性・主婦）

「Twitterで禁煙日記を書いてました。どこで探してくるのか、禁煙仲間がフォローしてくれて、しだいに責任重大に。でも、みんなが見ているという意識は大事ですね。後に引けないという気持ちが大きくて、しっかり禁煙できました」（50歳男性・自営業）

というような声がたくさんあります。

やはり**SNSの禁煙日記は手軽に禁煙の達成感を得るうってつけの方法**です。それに、お金がかからないというのがいいですね。

自分のカラダをチェックしてみる

これは**「禁煙で体の調子がどうなったか」を客観的に観察し、メモや日記として記録するものです。**紙に記録してもいいですが、スマホやパソコンを利用してブログやSNSにアップするのもいいでしょう。

前項の「禁煙日記」に書き加えると、参考にしている禁煙中の人に役立つかもしれません。

書く内容は、どんなものでもかまいません。「寝覚めがいい」「痰《たん》が出なくなった」「歯磨きしていて気分がいい」「朝食がおいしい」「水の味がわかるようになった」「食欲が増した」「気持ちにゆとりができた」「カラオケで高音が出る」「肌の調子がいい」など、さまざまな感想が考えられます。

「娘と一緒に禁煙を始めたのですが、お互いに『化粧のノリがいいね』『声が通るよ』などと褒《ほ》め合っています。ケンカもしなくなり、気分も上々です。同時に禁煙できると、わが家の家計がかなり楽になります」（55歳女性・自営業）

「小さいノートに『禁煙日記』をつけて、暇《ひま》な時間に書き込んでいます。自分でも気がつかないところは、周囲の人にインタビューしています。行きつけの喫茶店のマスターが、細かいところまで教えてくれて助かっています。ちなみに、この店は禁煙です」（63歳男性・会社役員）

という声があるように、**禁煙のメリットを確認することで、脳内ホルモンが分泌されるようです。**

吸いたくなったら、くちぶえ呼吸

37ページの「くちぶえ呼吸」は、**タバコを吸いたくなったときにダイレクトに効くメソッドです。**これをしっかりマスターして、いつでも自然に行えるようにすることが大切です。

「あ、くちぶえ呼吸をしなきゃ」と考えていては、まだまだ未熟。無意識に「ふーっ」と息を吐いているくらいに自然な行動にしなければなりません。新しいメソッドを本当に身につけるには、習慣化が欠かせないのです。

何かの拍子に立ち止まったり、時間が空いたりしたときにはただちに実行。誰かと一緒に練習するといいかもしれません。

「くちぶえ呼吸、いいですよ。腹筋に力が入るので、体の鍛練《たんれん》にもなっていると思います。散歩のときに100回、くちぶえ呼吸をするようにしていたら、いつでも自然にできるようになりました」(37歳男性・会社員)

「夫婦で一緒に禁煙中です。くちぶえ呼吸がいいと聞いたので、2人で練習してマスターしました。どちらかが『ふーっ』と始めると、『あ、今タバコが吸いたいんだな』とわかるので、しばらく一緒にくちぶえ呼吸をします。そのときの顔がおかしくて笑い出したりすると、もうタバコのことを忘れています」(42歳男性・会社員/40歳女性・公務員)

といった声が寄せられています。

みなさんも、どうぞ実行してみてください。

禁煙友だちを見つけることでお互い支え合える

「SNSで禁煙日記を発表する」というのと似ていますが、もっと強力なのが一緒に禁煙に取り組む友だちを作ることです。友人や同僚《どうりょう》、パートナーなどで一緒に禁煙するというのもいいでしょう。

同じ目的を持った仲間がいると、心が折れそうになったときに支え合うことができます。メンタルのリズムの谷を、補い合うわけです。「あいつもがんばっているのだから」と思うことが、1人で誘惑と戦うよりも強い力になります。

身近にそういう人がいない場合は、「禁煙サークル」のような会を探したり、S

NSなどで「禁煙」と検索し、禁煙フォーラムや禁煙グループに入ったりするのもいいかもしれません。

ただし、**意志の弱い人と組むのは考えもの。**変な理由をつけて禁煙を破られたりしたのでは、かえって足を引っ張られることになります。

「大学時代の友人と一緒に禁煙しました。お互いに性格的な弱点を知っているので、つらいときに励ましてくれるのがいいですね。1人でやっていたら、きっとどこかで挫折《ざせつ》していたと思います。一緒に禁煙の店を探しては飲んでますよ」（48歳男性・会社員）

というような関係が理想的ですね。

いい仲間を探して、楽しみながら禁煙してみてください。

ハミングでもいいから好きな歌を歌う

69ページの「1人カラオケ」にも関連しますが、好きな歌を歌うというのはタバコを吸いたいと思ったときに有効な手段です。**好きな歌ということで脳内ホルモンが快感を呼び起こし、副交感神経優位にしてくれますし、歌っている間は口が忙しくなるのでタバコをくわえることができません。**

カラオケは仕事中にすぐ行くというわけにはいきませんが、歌を1曲歌うだけならトイレでもできます。車で外回りをしている人なら、簡単に実行できますね。

「仕事中に歌はちょっと……」と思うなら、ハミングでもいいのです。口は開かなくても、脳内ホルモンはしっかり出ます。

みなさんも、ちょっと思い出してみてください。お気に入りの曲をハミングするとき、タバコが吸いたいと思いますか？　タバコのことを考えますか？

「いろいろな禁煙法を試してきましたが、いつも挫折。そんなとき、『好きな歌を歌えばいいよ』と知人から教えてもらい、半信半疑でやってみました。すると、すんなり無理なくタバコを遠ざけることができました。この効果に夢中になって、今では友人たちに教えて回っています」（28歳男性・会社員）

「タバコが吸いたくなると、小さな声で大好きな映画のテーマ曲をハミングしています。その映画を見たときの楽しい気持ちを思い出しながら。すると、タバコに対する嫌悪感《けんおかん》が湧いてきて、吸いたい気持ちがなくなります。脳内ホルモンが出ているんでしょうか」（35歳女性・会社員）

といった声が寄せられています。

歯を磨くことは禁煙にも有効

歯医者さんや歯の健康をまじめに考えている人は、いつも歯ブラシを持ち歩き、食後は必ず歯磨《みが》きをしています。もちろんそれはすばらしいことですが、**実は、歯磨きは禁煙にも有効です。**

コンビニでも売っているトラベル用の歯磨きセットを持ち歩き、タバコが吸いたくなったらトイレに直行。ペースト（歯磨き粉）は少量にして、歯よりも歯茎《はぐき》をマッサージするように磨きます。

歌のときと同じように、口が何かをしているときは、タバコが吸いたくても吸えません。しかも、健康によいことをしているという意識が、エンドルフィンを出して気持ちをリラックスさせてくれます。

タバコは歯の健康にとって大敵です。**歯周病を悪化させ、糖尿病などの生活習慣病を誘発することが知られています。**歯磨きで歯の健康を増進すると、それらの病気の予防にもなり、一石二鳥です。

上級者は歯ブラシ1本だけを持ち歩き、何もつけずに歯を磨きます。これなら、いちいちトイレや洗面所に駆《か》け込まなくても喫煙衝動を速攻で抑え込めます。

「歯医者の友人から『禁煙には歯磨き』と聞きました。本当かなと半信半疑でやってみたところ、効果絶大。おまけに歯が丈夫になって、定期検診で歯周ポケットが浅くなったと褒められました。タバコとライターの代わりに、歯磨きセットを常時携帯している毎日です」（40歳男性・会社員）

みなさんも、さっそく試してみてください。

禁煙をアシストする道具を使う

「特定の器具を使う」というのは本書の方針に反するので商品名は出しませんが、非常に効果のある器具があります。**それは、水の微粒子《びりゅうし》を霧状にして噴霧《ふんむ》し、喉の乾燥を防ぐためのものです。**

通販商品なのですが、プロのアナウンサーや歌手、タレントのみなさんが愛用していて、「声の調子がいい」「風邪をひきにくくなった」と評判です。

仕掛けは単純で、本体に水を入れてボタンを押すだけ。すると非常に細かい霧がスプレーされますので、それを喉に当てます。

本来は喉の調子を整えるための商品なのですが、**タバコを吸いたくなったときにこれを喉に当てると、喫煙衝動をごまかすことができるのです。**

歌手の和田《わだ》アキ子さんは有名なヘビースモーカーでしたが、いろいろな禁煙法を試す中で、「この器具も使ったそうです。「副流煙を吸う」とか「吸いたくなったら電話をかける」とか、いろいろな方法が知られていますが、この器具もかなり役に立ったと教えてくれました。

最近話題になっている電子タバコは、グリセリンの蒸気を発生させて吸い込むものですが、ニコチンを含まない電子タバコが禁煙のための道具に使われている例があります。この器具も同様で、「霧を吸い込む」ということが、タバコの代わりになるのでしょう。

第2章

外科医だからこそ書ける
タバコをめぐる
驚きの事実

みなさんが思っている以上に
こんなメリットがある

禁煙したら、30分後から いいことがたくさん待っている

本書をお読みのみなさんは、禁煙に挑戦しようと考えている方ばかりだと思いますが、どんな理由で禁煙しようと思われているのでしょうか。

・健康のため
・家族や周囲の人の健康のため
・臭い、みっともないといわれたから
・職場で肩身が狭くなってきたから
・世の中が嫌煙ブームだから
・タバコの値上がりで小遣いが厳しいから

でも、「やめなきゃいけない」というマイナスの思考で禁煙するのは、あまり楽しいことではないでしょう。もしかするとストレスの原因になり、かえってタバコを吸いたい気持ちが高まってしまうかもしれません。

何かを変えるときは、追われて実行するよりも前向きに取り組んだほうがよい結果を生むものです。禁煙も、「しなくちゃいけない」と強迫観念にかられるよりも、「禁煙したらいいことがたくさん待っている」という気持ちでやるほうがいいに決まっています。

では、禁煙するとどんな「いいこと」があるのでしょうか。**じつはタバコを吸わなくなってからわずか1分で、あなたの体にはよい変化が始まるのです。**時間を追ってまとめてみましょう。

禁煙 30分後 **全身の血行が改善**

喫煙によって収縮していた血管が元に戻り、全身の血行が改善。上がっていた血圧や脈拍も下がり始めます。体はニコチンが切れた状態なので、そろそろタバコを吸いたくなります。

↓

禁煙 3時間後 **禁煙の最初の壁**

一般的なスモーカーにとって、この時点がタバコをがまんする限界です。長い会議の後で喫煙所に駆け込む状態といえばわかりやすいでしょう。したがって、ここが禁煙の最初の壁になります。

↓

禁煙 8時間後 **呼吸が楽になる**

血液中の一酸化炭素濃度が減り、酸素濃度が正常に戻ってきます。呼吸が楽になり、喉の痛みやイガイガ感が軽減されます。

禁煙 1日後 血圧が正常値に

血液中の一酸化炭素濃度が正常値に戻り、血圧も正常値まで下がります。

↓

禁煙 3日後 食事がおいしくなる

タバコで乱されていた味覚や嗅覚が正常に戻ります。食事がおいしくなり、呼吸も楽になります。しかし、ここが禁煙の最大の山場で、タバコが猛烈に吸いたくなる時期です。

↓

禁煙 1週間後 安眠できるようになる

体内でアセチルコリンの産生が復活するため、安眠できるようになります。寝起きの気分も改善されるはずです。

禁煙 2週間後 肌の張り・ツヤが戻る

体全体の血行が回復し、肌の張りやツヤが戻ります。女性は化粧のノリがよくなったことを体感できます。ここまでくれば、とりあえず禁煙は一旦成功といえるでしょう。

↓

禁煙 1カ月後 タバコを忘れることが増える

ニコチン欠乏症との戦いが一段落して、タバコを忘れることが多くなります。

↓

禁煙 1年後 咳や痰が治まる

咳《せき》や痰《たん》が治まり、体が元気になったことが実感できます。

↓

禁煙 5年以上 COPDのリスクが大幅減

ここまで続けば肺ガン、COPDのリスクは大きく減ります。

もちろん、健康面のほかにも、禁煙があなたの人生にプラスになることはたくさんあります。

・「臭い人」でなくなる

タバコを吸う人は、自分がいかに臭い人間であるかを認識していません。体や服にしみこんだヤニの臭いは、誰が嗅《か》いでも不快です。しかも、口臭もしっかりついてきます。どんなイケメンでも美女でも、これでは台なしですね。

でも、タバコをやめればそんな臭いともサヨナラできます。

・お金が節約できる

日本は先進国ではかなりタバコが安い国なのですが、それでもヘビースモーカーにとっては小遣いの圧迫要因です。でも禁煙すれば大丈夫。タバコを買ったつもりで「禁煙貯金」をすれば、すぐ家族旅行ができるくらいのお金が貯まるはずです。

・若返る

タバコは若返りの大敵です。全身の健康状態を悪化させるので、皮膚《ひふ》や髪などの見栄《みば》えも悪くします。したがって禁煙すると、すぐに若返りが始まります。女性なら、化粧のノリがよくなってくることに気づくでしょう。呼吸器関連も若返るので、階段上りや早歩きなどが軽快にできるようになります。

・食事がおいしくなる

食事は人生における大切な楽しみのひとつですが、タバコを吸っていると味覚が阻害されるために、その楽しみが十分に味わえません。禁煙と同時に料理を趣味にする男性をよく見かけますが、味がわかるためにやる気が出るようです。

タバコとガンの驚くべき新事実

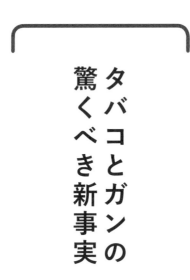

「タバコを吸うと肺ガンになる」は本当？

もはや常識になっている「タバコを吸うと肺ガンになる」という因果関係ですが、それがウソだとしたら、びっくりしますか？

じつは、ある意味ではウソなのです。

私が最近手術した**肺腺《はいせん》ガンの患者さん100人のうち、半数以上の60人が非喫煙者でした。**肺腺ガンは、肺ガンの半分以上を占める代表的なガンですから、このデータを見る限り「タバコを吸うから肺ガンになるとは限らない」といえると思います。

もちろん肺腺ガン以外の肺ガンはタバコとの因果関係が明らかになっていますが、それは80歳くらいまで生きた場合の統計です。たとえば30〜40代の人たちでみれば、30代の男性が40代までに肺ガンを含めたすべてのガンになる確率というのはわずか0・5％しかありません。

したがって中年以前の年齢の人に限っていえば、「タバコを吸うと肺ガンになる」という事実は、喫煙とは無関係です。

これを聞くと多くの喫煙者が「なんだ、肺ガンにならないのか」と安心してポケットからタバコを取り出そうとします。**でも待ってください。私がお伝えしたいのは、タバコが肺ガンの原因かどうかという話であって、タバコが健康によいということではありません。**

ここからが大事な話ですから、よく読んでください。

タバコの恐ろしいところは、肺ガンになった後なのです。
喫煙者のガン患者は、医師から次のような事実を告げられて真っ青になります。
この段階で必死の禁煙を始める人がたくさんいます。

・喫煙者の肺ガン患者は、手術をなかなか受けられない

これは本当のことです。私自身の場合でも、たとえば手術のスケジュールが空いていたとしても、**目の前の患者さんが喫煙者とわかったら、少なくとも禁煙して1カ月経過しないと手術はできません。**喫煙者の手術は困難で、予後もよくないからです。ほとんどの病院では、禁煙できない方の手術は断り、ほかの治療法も行いません。文字どおり門前払いというわけです。手術はおろか抗ガン剤治療も受けられないわけで、自ら健康を損なうような行動をしている人は、面倒を見ないという姿勢で対処されます。

・喫煙者の肺ガン患者は、治療の選択肢が少ない

これも事実です。非喫煙者の治療の選択肢が5つあるとしたら、喫煙者が選択できるのは、そのうちの半分以下でしょう。話題の特効薬も喫煙者には使えないことが多く、手術をするにしても喫煙者の場合は患者の体を大きく切り開いて処置しなければならないことがあり、非喫煙者より傷口が大きくなる可能性があります。

たとえば現在は「分子標的薬」という画期的なガンの治療薬があります。従来の抗ガン剤はガン細胞も健康な細胞も区別なく殺してしまうのに対して、分子標的薬はガン細胞を標的にして作用するので、通常の抗ガン剤に比べて副作用が比較的少なく、劇的な効果が期待できます。

しかし**男性の喫煙者の場合、この治療薬が使える可能性は女性の非喫煙者と比べて明らかに少なく、たとえ使えたとしても重篤な副作用が出ることが**

多くなります。非喫煙者が大喜びで受けている治療が、タバコを吸っているという理由で受けられないのです。そして残された選択肢がつらく厳しいものであっても、それを甘んじて受けるしかありません。

これらのことは、従来の禁煙本には書かれていません。その理由は、肺ガンの手術をする立場の人が書いていないからです。私は外科医で、肺ガン手術の専門家ですから、タバコを吸っていなければ生きられた人をたくさん見てきました。だからはっきりいいます。「タバコを吸って肺ガンになる心配はあまりしなくていいです。でも肺ガンになってからはひどい目に遭《あ》うことを覚悟してください。それがいやなら、今すぐタバコをやめてください」と。

実際、禁煙外来にやってくる人のうち、ガン患者はかなりの割合を占めます。人は命が危なくなって、初めて本気になるのです。

血管の病気こそ
タバコの害で最も怖い

ニコチンと一酸化炭素が血管をボロボロにする

「タバコの害」というと、多くの人が煙とタールばかりに注目します。そして煙とタールが少ない加熱式タバコなどに人気が出ます。

しかしタバコの害は煙とタールだけではありません。たしかにタールは発ガン物質を多く含み、おもに肺や咽頭《いんとう》をターゲットにします。

ところがタバコの三大毒物といわれるタール、ニコチン、一酸化炭素のうち、**ニコチンと一酸化炭素は全身に被害を及ぼします。とくに血管に対するダメージはひどく、**中年以降の突然死の多くが、タバコによるものではないかと疑われています。

ニコチンにはさまざまな毒性がありますが、血管に関することに限定すると、「血管を収縮させる」という作用があり、それによって血圧が上がります。

体内に吸収されたニコチンが副腎を刺激することにより、アドレナリン、ノルアドレナリン、コルチゾールなどのホルモンが分泌されますが、これらのホルモンが血管を収縮させる働きをするためです。

また、ニコチンは交感神経を活発にしますが、そのことによっても血圧は上がります。

そのため**ニコチンは高血圧症の原因になるだけでなく、血管を傷めることにより動脈硬化を招きます。**タバコを吸うたびに血圧が10〜20mmHgも上昇するので、1日に何回も血管が余計な負荷をかけられるためです。

一酸化炭素は血液中で酸素を運ぶ役割をするヘモグロビンの6000倍もの結

合力で酸素と結びつきます。そのため血液中の酸素をヘモグロビンから奪い、酸素不足を発生させます。細胞は酸素がないと動けませんから、この状態を補おうとして体が血圧を上げます。血流を強くすることで、酸素を多く流そうとするわけです。

こうした数多くのメカニズムにより、タバコを吸うと血圧が上がります。しかし吸った本人はリラックスしていると思い込んでいるため、血圧が上がっていることを意識しません。

これにより、自覚しない高血圧状態がタバコを吸うたびに繰り返されます。

このようなニコチンと一酸化炭素のダブルパンチが血管を傷めていることは、意外に知られていません。しっかり認識して、大切な血管を長持ちさせたいものです。

タバコの毒が「合わせ技」で血管の若さを奪っていく

ニコチンと一酸化炭素が血管を収縮させて、血圧を高くすることはわかりましたね。そしてタバコを吸うたびに血圧が高くなるので、1日にタバコを吸った回数だけ血管に負荷がかかることも確認できたと思います。

さらに、タバコが血管をどんなふうに老化させ、痛めつけていくかをご説明します。

まずは「活性酸素」です。**タバコの煙には活性酸素を発生させる成分が含まれているため、タバコを吸うと血液中に活性酸素がたくさん発生します。これが血管を老化させ、血栓《けっせん》を作り出すもとになります。**

また、ニコチンはＨＤＬコレステロール（善玉コレステロール）を減少させ、ＬＤＬコレステロール（悪玉コレステロール）を増加させます。

ご存じのとおり悪玉コレステロールは血管内に沈着して動脈硬化を起こしますから、これもまた血管を傷める原因になります。

こうしたタバコのさまざまな作用で正常な血流が乱されると、**交感神経が活発になり、体を正常な状態に戻そうとします。その際に血圧が上昇するので、弱った血管に強い圧力がかかり、どんどん血管はボロボロになっていきます。**

寒い朝などに、タバコを吸った直後に心疾患《しんしっかん》などで倒れる人がよく報告されますが、ただでさえ血圧の上がる寒い環境でタバコを吸ったため、血圧が上がりすぎて血管に大きな障害が起きたためでしょう。

タバコで怖いのは肺ガンだけと思っている人は、ぜひ認識を改めてください。

血管の障害で恐ろしいのは、血管が完全に詰まってしまったり、裂けてしまったりすることです。その場合、かなりの確率で生命が脅かされます。

血管が詰まる症状としては、心筋梗塞や脳梗塞がよく知られています。動脈硬化を起こして柔軟性が失われた血管にコレステロールなどが沈着して流路が狭まり、そこに血栓が流れてきたりすることで血流がストップして起きます。場所が心臓や脳ですから、すぐに治療しないと生命が失われます。

それ以外にも血管が詰まる病気があります。糖尿病の合併症として知られる壊疽《えそ》です。ビューガー症（閉塞《へいそく》性血栓性血管炎）と呼ばれる壊疽の一種は、若い男性に多く、喫煙者と受動喫煙者しかかからない恐ろしい病気です。

この病気にかかると、歩行のときに足がしびれたり、痛みを感じたり、足が冷たく感じたりします。それが進むと足先の血管が詰まり、潰瘍や壊疽を起こします。ひどくなると足を切断しなくてはならなくなります。

そのほか、突然死の代表格である大動脈解離も血管の病気です。これも喫煙などで血管が繰り返し痛められることが原因となります。

大動脈は大量の血液を運ぶメインルートであるため、内膜、中膜、外膜の三重構造で守られていますが、動脈硬化や高血圧などで内膜が傷んでくると、裂け目ができることがあります。

この裂け目から血液が入り込むと、血管が長手方向に裂けてしまうことがあります。これが大動脈解離です。裂けなくても外膜1枚だけで血管がふくらむ解離性大動脈瘤《りゅう》を起こすこともあります。こちらはいつ破裂するかわからない爆弾のような状態です。

喫煙者を苦しめる
COPDとはどんな病気か

肺がスカスカになって膨張してしまうCOPD

みなさんは**「COPD」という病気をご存じでしょうか。**

正式名称の「慢性閉塞性肺疾患」という病名を聞いても、ピンとこないかもしれません。**この病気はそれほど世の中に知られていないのです。**

でも、人気テレビ番組「笑点」の司会者だった桂歌丸《かつらうたまる》師匠がかかっている病気というと、少しは関心をもってもらえるかもしれません。テレビで見る歌丸師匠の姿はいかにも苦しそうで、「がんばってください」と声をかけたくなります。

ただ、苦しそうというだけで、実際はどう苦しいのかはわかりませんね。

ＣＯＰＤとは、簡単にいうと「肺がスカスカになって膨張《ぼうちょう》してしまう病気」です。

肺という臓器《ぞうき》は、スポンジに例えることができます。スポンジのようにふわふわしていて柔軟性に富み、収縮したり拡張したりできます。この働きで呼吸をし、酸素を体内に取り込むことができるわけです。

右側には3つのスポンジ、左側には2つのスポンジがあって、それが薄いラップでくるまれているような状態を想像すると、肺という臓器が正確に理解できます。

タバコの熱や煙、タール、一酸化炭素などにより、この肺の細かいメッシュが破壊されてしまい、**使い古したスポンジのようにスカスカになるのがCOPDです。**そうなってしまうと、吸った空気が肺に溜まって出すことができません。溜まった空気を吐き出すことができないので、新しい空気を吸えなくなってしまいます。とても苦しくてつらい病気です。

若くてタバコを吸っていない人は、たいてい吸った空気の95％以上を吐き出せます。**ところが、80歳を超えてタバコを吸っている人は、半分くらいしか吐き出せません。**

タバコを吸ってない人も、年齢とともに吐き出す能力は落ちていきますが、タバコを吸っているとその落ち方が顕著《けんちょ》です。

そして60歳くらいになると、「なんだか階段で息が切れる。年のせいかな」といった症状が出てきます。

これは年のせいではなく、空気を吐けなくなっているために、空気の交換がしにくくなっているからです。

新たに吸い込むことができた空気だけで酸素を取り込んでいて、肺の中には酸素のないよどんだ空気が溜まったままです。

たとえば熱帯魚を飼っている水槽《すいそう》の水が汚れたとき、水を全部交換すれば水槽は完全にきれいになります。

でも半分しか交換しなかったら、あまりきれいにはなりません。ましてや、上のわずかな水だけしか交換しなかったら、汚れたままに見えるでしょう。COPDはそれと同じことが起きる病気です。

見た目では、酸欠状態なので、唇が黒くなり、顔色が悪くなります。爪も汚くなります。**COPDを知らない人は加齢のせいと思いますが、タバコを吸っていたための病気なのです。**

前のほうで、タバコでは肺ガンにならないといいましたが、このCOPDには、すべての喫煙者がかかります。

患者数は多いのにあまり知られていない

COPDの恐ろしいところは、なかなか死ねないことです。

まるで首を弱い力で絞められるような状態で5年も10年も生きていく。思うように呼吸ができず、酸素吸入をしながらよたよた歩く。

みなさんは、そんな老後でいいですか？

そのうちに誤嚥性肺炎《ごえんせいはいえん》を繰り返して何度も救急車で搬送《はんそう》され、最後はガリガリにやせて亡くなります。

COPDは日本人の死因の第10位で、男性では8位です。しかし、その順位のわりには注目されていません。

現在、日本国内でこの病気の患者は、700〜800万人といわれています。

そんなにいるのに、なぜ有名ではないのでしょうか。


それは、患者のほとんどが「年のせいだ」と思って病院に行かないからです。病院に行って呼吸機能の検査をすれば、すぐにCOPDと診断され、必要な治療が始められるはずです。

しかし、町の開業医には心電計や血圧計は常備されていますが、呼吸機能検査の器械はなかなか置いてありません。

COPDが「急を要さない病気」と思われていて、優先度が低くなっているからです。そのために、患者のみなさんはCOPDと診断してもらえません。

実際には、最終的に肺炎で亡くなった方の半分近くがCOPDを合併していたといわれています。なぜかというと、今はいい抗生物質があるため、ただの肺炎ではなかなか亡くならないからです。COPDで長年、生と死の境をさまよっていた患者さんが、最後に肺炎で背中を押してもらって亡くなるのです。

COPDの患者さんが最後に肺炎で死んだ場合、死亡原因を「肺炎」と書くことがあります。これを鑑みると、COPDの死因ランキングは男性で6位くらいに上がるのではないでしょうか。

私は、COPDが世の中に知られていない理由のひとつは、言葉が悪いからだと思っています。「COPD」とは、いかにもむずかしい言葉ですから。

現在、COPDの治療を受けている人は、日本で50万人くらいでしょう。早く気づいて、残りの人生を少しでも豊かにしたいものです。

スモーカーは「イケてない」が常識の世の中になった

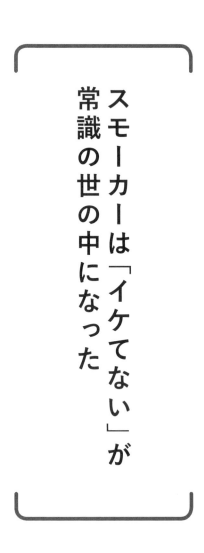

喫煙者は「なぜ嫌われるのか」をよく知るべき

よく「足を踏んだ人はすぐ忘れるが、踏まれた人はいつまでも覚えている」といいます。**加害者はやったことを軽く考えがちなのに対して、被害者は本当に許す気持ちになるまで忘れないということです。**

タバコの迷惑も同じです。喫煙者は「副流煙なんて、大した問題ではない」と思っていますし、「タバコの臭いも、大げさに騒ぎすぎ」と考えています。でも、非喫煙者は違います。

そのあたりを真剣に受け止めないと、これからの時代、ますます喫煙者が生きにくくなっていきます。

夫が喫煙者の場合、妻はガンになる割合が2倍

111ページで「タバコを吸っても肺腺ガンにならない」とお伝えしましたが、例外があります。確かに喫煙者が肺腺ガンにかかりやすいというデータは見当たらないのですが、明らかに肺腺ガンにかかりやすいという人たちはいます。

それは日常的にタバコの副流煙にさらされている、喫煙者の配偶者たちです。

なんと、夫がヘビースモーカーの場合、妻がガンにかかる割合は2倍だそうです。 その理由は、タバコの副流煙に含まれる発ガン物質が、タバコ本来の煙である主流煙よりもずっと多いからです。ちなみに、吸っている本人は、密室の場合、主流煙と副流煙の両方の害をこうむっています。それらの害を公式に示す

データはありませんが、体に悪いことは間違いありません。

実際にある研究では、発ガン物質のジメチルニトロソアミンが主流煙では5・3〜43ナノグラムであったのに対して、副流煙は680〜823ナノグラムと20倍から100倍以上もありました。こういう数値を見てしまうと、タバコの煙が漂ってきただけで「殺す気か！」とつかみかかられたり、傷害罪で告発されたりする時代が来てもおかしくないと思ってしまいます。

「タバコの煙なんて、大したことない」と思い込んでいる喫煙者のみなさんは、今すぐ考えを改めるべきです。あなたのタバコが発生させている煙を憎《にく》んでいる人たちがたくさんいるのです。

そして、その人たちはどんどん増え続けているのです。

そんなに嫌われて、それでもタバコを吸いますか？

喫煙者は、自分が悪臭の元だと気づいていない

喫煙者、それもヘビースモーカーの人でも「タバコは臭い」とタバコの臭いを嫌がります。火をつけたばかりのタバコの香りは好きでも、煙が沈着した後の臭いはがまんならないと思う人が多いようです。

タバコの不快な臭いの成分は、アンモニアや硫化水素《りゅうかすいそ》、アセトアルデヒドなどの化学物質です。これが服や髪、皮膚に沈着して喫煙者特有の悪臭を生み出します。

困ったことに、喫煙者は臭いに慣れてしまっているため、その悪臭があま

り気にならなかったりします。そのため家族から「臭い、臭い！」と攻撃されても、「大げさだ」と感じてしまうのです。それがケンカの元になったりしますから、注意しなければなりません。

家族に隠れてタバコを吸っている人が喫煙を知られてしまう原因の大半が、臭いです。自分ではガムを噛んだりしてうまくごまかしたつもりでも、口臭や体についた臭いは非喫煙者ならすぐわかります。

タバコを吸う人は、自分が悪臭の元であることをよく認識すべきです。そうでないと、気がつかないうちに周囲から嫌われ者になってしまうかもしれません。

たかがタバコの臭いくらいで人生で損をするのは、もったいないことだと思いませんか？

自分の呼気にまで一酸化炭素が含まれている

タバコを吸うと、一酸化炭素を吸い込むことになるのはご存じと思います。
でも、自分の呼気にまで、一酸化炭素が含まれていることは知っていましたか？
しかも、タバコを吸い終わってから3時間以上もそれが続くのです。

ある研究機関のデータでは、**非喫煙者の呼気に含まれる一酸化炭素が0〜7ppmであったのに対して、ヘビースモーカーの呼気には25〜34ppmもの一酸化炭素が含まれていました。**

一般に、大気汚染の環境基準で定められている一酸化炭素濃度の上限値は10ppm

ですから、ヘビースモーカーの近くにいるのは、大気汚染で住めない場所に住んでいるのと同じことになります。

ある家庭では、ベランダでタバコを吸ってきたおじいさんが孫を抱くと、火のついたように泣き始めることが続きました。そして、私のところに相談がきたので、こういいました。

「おじいさんが猛毒ガスである一酸化炭素を吐きかけるので、赤ちゃんが酸欠になり、苦しくなって泣いたのでしょう」と。

ベランダで分煙したとしても、**呼気から一酸化炭素がなくなるには長い時間がかかります。**3時間で半減する程度ですから、おじいさんは孫を抱きたければ吸い終わった後、少なくとも3時間ベランダで深呼吸を繰り返さなければいけません。

喫煙者は大手企業に入れない

今、**先進国では「タバコを吸っている人はイケてない」というのが常識的な見方になりました。**極端な人は「野蛮人」とか「非文明人」と決めつけます。

みなさんの場合でも、家族の誰ひとりとして喫煙に反対していないという人は、ほとんどいないでしょう。

そして、「生まれてから一度も禁煙をしようと思ったことがない」という豪快な(?)喫煙者も少ないのではないでしょうか。たいていの人は、「やっぱりタバコはやめたほうがいいのかな」と考えているはずです。

そういう状況ですから、今なおタバコを吸っている人は、「禁煙ができない、意志の弱い人」と見られかねません。

たとえば**医者の学会では、ほとんどのところが喫煙者の入会を認めなくなりました。**ですから内科の医者にしろ、外科の医者にしろ、若い医師は全員が非喫煙者です。そのため、喫煙者に対して厳しい態度をとりがちです。

近い将来、喫煙者は大手企業への就職ができなくなる可能性があります。喫煙者は仕事の能率が悪いということが定説になったからです。**実際、喫煙者は入社させないという企業もあります。**また、生命保険の料金も、喫煙者はどんどん割高になります。隠して加入しても、後で発覚したら保険金を払ってもらえません。

本格的に社会の嫌われ者になる前に、さっさと禁煙しませんか？

#「加熱式タバコは安全」とはいい切れない

アイコスなら吸ってもいい、とは限らない

今、加熱式タバコが喫煙者の間で注目されています。

加熱式タバコというのは、タバコの葉から作られたスティックを300度くらいの高温で加熱し、出てくる蒸気を吸うものです。

燃焼するわけではないので、**タールや煙などの有害成分が少なく、周囲の迷惑になりにくいというのが最大の特徴**で、フィリップモリスの「アイコス」が先行商品として品切れ店続出の人気を博しています。

これに追随《ついずい》したのがブリティッシュ・アメリカン・タバコとJTで、前者は「グ

ロー」、後者は「プルーム・テック」という加熱式タバコを市場に投入してきました。

「グロー」はアイコスよりも部品点数が少なく、故障しにくい点を特徴としています。使い勝手も改善されていて、後発ならではの商品ですが、タバコスティックを加熱して蒸気を吸う点はアイコスと同様で、ニコチンの害も同じと考えられます。

「プルーム・テック」は本体が低価格であるところが前の2機種と違います。およそ半分以下の価格なので、初期投資額が抑えられています。

また、「低温加熱方式」と呼ばれる、タバコの葉を直接加熱せず、蒸気を通して成分を抽出するやり方であるところも、他の2機種と違うところです。

低温であるために臭いも少ないという特徴もありますが、その半面、あまり吸った気がしないという人もいるようです。

これらの加熱式タバコに関して、メーカー側では「煙とタールが非常に少ないので、安心して吸える」といいますが、医師としては推奨するわけにはいきません。というのは、本書でも110ページから解説しているように、タバコで一番怖いのは、ニコチンと一酸化炭素による血管障害だからで、加熱式タバコはニコチンが通常のタバコと変わらないか、むしろ多いかもしれないことが気になります。

加熱式タバコは法律上は「パイプタバコ」に分類され、紙巻きタバコのようなニコチン、タールの含有量《がんゆうりょう》表示が義務づけられていません。そのため、どの程度のニコチンが体に入るか不明なところも不安です。

いずれにせよ、「加熱式タバコは安全だ」と考えるのは早計といえます。

加熱式タバコで揺らぐ喫煙マナー

一部の喫煙者は、加熱式タバコを「福音」ととらえています。「これで肩身の狭い思いをせずに喫煙ができる」と思うからです。

実際、副流煙がゼロで、呼気に一酸化炭素が含まれず、タバコ臭くならないのなら、あとは「本人の勝手」でいいのかもしれません。たとえ血管がボロボロになっても、自己責任と突き放すことができるからです。

しかし、**加熱式タバコの研究はまだ始まったばかりで、しっかりしたデータを出しているのは発売元のメーカーばかりです。それが信用できるかどうかは、誰にもわかりません。**

問題は、煙と臭いが少ないために、喫煙を許されていない場所で加熱式タバコを吸う人が目立ち始めていることです。

「火を使わず、煙も臭いもほとんどないのだから、誰にも迷惑はかけてない」という理由なのだと思いますが、制度上パイプタバコと同等の存在なのですから、パイプタバコが許されていない場所では吸うことは許されません。

一般社団法人日本禁煙学会は、加熱式タバコについて「普通のタバコと同様に危険であり、受動喫煙で危害を与えることも同様である」という緊急警告を発しています。そして「レストラン、バーなどの狭い施設、タクシーや公共交通機関などはとくに危険であり、加熱式タバコを容認するわけにはいきません」と結んでいます。

加熱式タバコもタバコであるという認識を、社会全体で共有することが必要でしょう。

電子タバコは禁煙ツールになるか？

電子タバコは事実上の禁煙？

加熱式タバコがブームになる少し前に、電子タバコブームがありました。今では両者を一緒くたにして「電子タバコ」と呼んでいる人もいますが、この両者はまったく別物なので注意が必要です。

前項で解説したように、**加熱式タバコはタバコの葉を燃やさずに加熱してニコチンなどの成分を吸入するものです。それに対して電子タバコは、日本の場合、ニコチンを含まない液体を加熱してグリセリンを含む水蒸気を発生させ、それをタバコの煙の代用品として吸入するものです。**

ヨーロッパなど海外ではリキッドと呼ばれる液体にニコチンを含むものが売られていますが、日本では販売禁止。そのため個人輸入などの手段を取らない限り、電子タバコにはニコチンは含まれません。

それではニコチン中毒の喫煙者が満足できそうにありませんが、リキッドにさまざまな香料を添加したものが売られていて、自分好みのリキッドを蒸気にして吸い込むことで、タバコの代用とすることができるようです。

喫煙者に人気なのはメンソール入りのリキッドで、喉に刺激があるため、ニコチンがなくてもがまんできるのだといいます。

一部の愛好家からは加熱式タバコと区別するために「VAPE（ベイプ）」と呼ばれている電子タバコですが、その実態はよくわかりません。

というのは、一般の店舗で販売されているものよりも、インターネット通販で売られているもののほうがはるかに多く、メーカーも販売店も中小・零細《れいさい》企業が多いために統計データがないからです。

この電子タバコを禁煙のための道具にしている人たちがいます。大量の水蒸気が出る機種を探し、ネット上で情報を交換しながら「爆煙」を競い、いつも電子タバコを口にくわえているために、本物のタバコを吸う暇がないという状態を作り出すのです。

特殊なものを除いて電子タバコにはニコチンが含まれず、タールも煙も、タバコ特有の臭いも発生しないため、タバコの害は皆無と考えられます。副流煙もないため、周囲の人への健康被害も考えられません。

ということは、**電子タバコは禁煙のための道具として推奨《すいしょう》してよいのでしょうか。その結論を出すのは、まだ早いかもしれません。**

電子タバコは体に害がないとはいい切れない

電子タバコ愛好家や販売者は、電子タバコのことを「体に害がないので安全」と力説します。たしかに表面上はニコチンもタールもホルムアルデヒドもないので安全そうに見えます。使用するリキッドの成分も、プロピレングリコールと植物性グリセリンという食品添加物として使用が認められているものです。

ただし、使用が認められているというのは、口から摂取した場合を想定してのことで、蒸気にして吸引し、肺で吸収することは考えられていないはずです。「気管から肺で吸引しても安全か？」ということは、これからの研究を待たなければなりません。

同様に、リキッドに添加される香料についても、検討が必要です。たとえ食品添加物として安全性が認められているものであっても、肺から体に入れた場合は話が別なはずです。

さらに、製造メーカーの信頼性も疑わなくてはなりません。**電子タバコのメーカーはほとんどが中国の零細企業です。**得体の知れない企業の電子タバコが安全だといい切って大丈夫なのでしょうか。

電子タバコは加熱式タバコと同様に、小型のリチウム電池を使います。加熱式タバコは大メーカーの製品なのである程度安心できますが、名もないメーカーのリチウム電池がトラブルを起こす可能性はあります。そのあたりのことも、懸念が残ります。

電子タバコが新たなトラブルの種になる

加熱式タバコの項でも述べましたが、電子タバコの喫煙マナーをめぐってトラブルになっている例が増えているそうです。

利用者にいわせれば、「タバコではないのだから、禁煙の場所で吸ってもかまわないはずだ」ということなのですが、非喫煙者からはタバコなのかどうかの区別ができません。

加熱式タバコは煙が非常に少ないので目につきにくく、なかなか発見されないのでトラブルになりにくいのですが、電子タバコは水蒸気がたくさん出ます。それがタバコの煙に見えるため、「禁煙の場所でタバコを吸っている！」となりがちなのです。

このため、**たとえば航空会社は機内での電子タバコを禁じています。**おそらく、もっとユーザーが増えれば、鉄道会社や飲食店もタバコに準じた扱いを明確にするようになるでしょう。

肝心なのは、「タバコであるかないか」ではなく、「タバコに見えるかどうか」です。ひとりよがりの理屈を押し通すのではなく、周囲から誤解を招かない行動が必要でしょう。

それでなくてもスモーカーはひとりよがりだと思われています。加熱式タバコにしても電子タバコにしても、勝手な行動をして世間を狭くするのは考えものです。

第3章

私は、これで、タバコをやめました

体験者
1

55歳　男性　会社員

くちぶえ呼吸などの禁煙メソッドで、見事禁煙に成功！食事もおいしく感じられ、臭いも気にならなくなった

50代半ばまでは、1日2箱、多い日や酒が入ったりすると3箱もタバコを吸っていた私は、筋金入りのヘビースモーカー。

しかし、まわりの同僚や友人が次々と禁煙していくのを見て、そろそろおれも、と思い禁煙を決意。しかし禁煙の本を読んだりしていろいろ試したりもしましたが、なかなかうまくいきませんでした。

そんなとき、奥仲先生と知り合って、教えてもらったのが「くちぶえ呼吸」や「リ

ラックス首まわし」などの禁煙メソッドでした。奥仲先生によると、これらのメソッドは、タバコを吸わなくても脳内ホルモンを分泌させてくれる効果があるとのこと。さっそく試してみることにしました。

タバコが吸いたくなると、家や会社、電車内などでくちぶえ呼吸を行い、またデスクで仕事をしてストレスが溜まったときなどに、リラックス首まわしや天使の羽開きを行うようにしました。

これらのメソッドを行うことで、**気分がすっきりして、2時間ほどならタバコをがまんできるようになりましたね。**

そして気がつくと2週間が経っていました。うれしくて誰かにいいふらしたくなったとき、日記をつけると禁煙が習慣化されると聞き、Facebookで毎日、「今日も禁煙成功！」とつぶやくことに。すると、1日20件以上も「いいね！」がつくようになったのです。それが励みになって、もう1年半も禁煙を続けています。食事もおいしく感じられるようになり、以前より臭いも気にならなくなりました。ずっと続けていくつもりです。

体験者
2

34歳　女性　パート店員

くちぶえ呼吸を徹底的に実行！
それでも苦しいときは歌のハミングでがまん

喫煙のせいで職場ではトラブル、彼氏とはケンカして不幸と失恋が続いたので禁煙することにしました。

しかし意志の弱い私はこれまでに何度も禁煙に失敗しています。

そこで友人から「これなら禁煙できる」と勧められた奥仲先生の「くちぶえ呼吸」を試してみることにしました。

どうせやるなら徹底的にやろうと思った私は、朝から晩まで暇さえあればくちぶえ呼吸を実行。飽きてきたら好きな歌をハミングでフルコーラス。この合わせ技で何度も襲ってくる「タバコ吸いてー衝動」を乗り越えました。

そして気づいてみると、禁煙が1週間続いたのです。私としては最長記録。しかも、ぽっこりと出ていて気になっていた下腹がいい感じにへこんできているではありませんか！

これに気をよくして、お風呂に入っているときも、トイレでもくちぶえ呼吸を実行。ベッドに入って寝る前にも、「ふーっ」と30秒間のくちぶえ呼吸を10回以上やることにしました。

すると、**なんだか雑念が消えて安眠できる気がするのです。奥仲先生は「脳内ホルモンが出るよ」とおっしゃっていましたが、本当なんですね！**

このメソッドは本物だと、なかなかタバコがやめられなくて困っている友人たちに教えてあげようと思います。

すばらしいメソッドを教えていただき、ありがとうございました。

体験者
3

48歳　男性　会社役員

肩甲骨まわりのトレーニングで禁煙とリラクセーションの一石二鳥！

もともと肩こりと頭痛がひどく、それを紛らすためにもタバコに頼っていました。しかし娘が孫を産んで「一緒に住む」といいだしたため、家族の総意でタバコをやめなければならなくなりました。

最初は「ベランダで吸えばいいんだろう？」と抵抗したのですが、奥仲先生のお話を聞いた家内に、「吸ってから3時間以上も一酸化炭素が息から出るらしいよ。タバコを吸うなら孫を抱かせてあげないよ」といわれてしまい、降参。

何かいい方法はないかと探していたら、またしても家内から「肩甲骨まわりの運動をすると、肩こりが治ってタバコも忘れられる」といわれました。奥仲先生の受け売りだそうです。

「本当かな?」と半信半疑でしたが、肩こりと頭痛が軽減できるならと、自分だけでできる木を抱くポーズを始めました。

するとどうでしょう。**あんなにひどかった肩こりがどんどん軽くなり、それにつれて頭痛も消えていったのです。**

うっすら汗をかくくらいにまじめに運動しているのですが、気持ちがよくてやめられません。気がついたら、タバコのことをすっかり忘れていました。

おかげで無理なく禁煙でき、孫を抱くことが許されました。

体験者
4

61歳　女性　教員

以前やっていた拳法の修行を再開。木を抱くポーズを徹底して念願の禁煙を実現

職業柄、禁煙しなくてはならないと思いながら誘惑に負けて、この年までできてしまいました。もう死ぬまで喫煙者でいようかと思いましたが、奥仲先生の講演会で「65歳が最後のチャンス」と聞き、禁煙の決意を固めました。

これまで数え切れないくらい禁煙には挑戦して敗れていますので、通常の方法では無理だと思いましたから、若いころにやっていた拳法《けんぽう》の修行に似ている木を抱くポーズに挑戦することにしました。

拳法の修行では、大木を抱えるような格好は体を動かさず、汗びっしょりになるまで何十分もやるのですが、それに比べれば木を抱くポーズは動きがあるだけ楽です。久しぶりに取り組みましたが、体がすっきりするだけでなく、心のもやもやが晴れていくのがわかります。

朝起きると、パジャマのままで木を抱くポーズを10分。仕事から帰ると、着替えてから15分。仕事中にタバコが吸いたくなったときは、屋上に出て10分。

おかげで頭の働きもスムーズになり、夜はしっかり眠れるようになりました。

禁煙に成功してみてわかったのが、今までタバコにムダな時間を取られていたこと。喫煙所への往復やタバコの購入、タバコ臭くなった服の洗濯など、すべてがムダな時間です。

空き時間ができたことと、頭脳が明晰《めいせき》になったことで、本でも書こうかと前向きな気持ちになっています。

体験者
5

27歳　男性　フリーター

正社員になるため禁煙を決意。挫折しかかると「1人カラオケ」で乗り越える

職場で上司に認められ、正社員への昇格を推薦してもらえることになりました。ただし、条件はタバコをやめること。喫煙者は正社員になれないルールなのです。

なんとかやめようとガムを噛《か》んだり飴《あめ》をなめたりしましたが、どうしてもタバコが吸いたくて気持ちが収まりません。

そんなとき、奥仲先生の講演会で「歌を歌うといい」と聞きました。

私は歌が大好きで、地元のカラオケ大会では何回も入賞しています。コンクール

でテレビに出たこともあります。

まず、自分の車を禁煙車にしました。愛車はタバコの臭いが染みついていたので売り、タバコの臭いがしない中古車を選んで買い替えました。

次に通勤や買い物で車に乗るときに、好きな歌のカラオケＣＤをかけて、歌いっぱなしで過ごすことにしました。勤務先までは片道30分くらいですが、以前はその間にタバコを5本くらい吸っていました。歌うようになってからは、もちろん0本です。

仕事中に吸いたくなると、同僚やお客さんに聞こえない程度の声でハミング。「上手に歌おう」と真剣に音程を取ると、タバコのことを忘れられます。1日に何回もタバコが吸いたくなるような日は、帰りにカラオケに寄って「1人カラオケ」。約2時間、歌いっぱなしにします。へとへとに疲れて帰宅したら、すぐ寝ます。

これでめでたく禁煙に成功。この春から正社員として働いています。

あとがき

本書をお買い求めいただいて、ありがとうございました。

この本は、あなたにとって何冊目の「禁煙本」でしょうか。

何冊もお求めいただいたということは、これまでの本に何か足りない部分があったからだと思います。でも大丈夫。きっと本書が最後の「禁煙本」になるはずです。


私は禁煙外来を担当している医師の中では珍しい、「外科医」です。内科の先生たちは理屈で禁煙を勧め、患者さんを説得しようとしますが、私はそのアプローチはとりません。毎日、現物の「病気になった肺」と向き合っているので、理屈ではなく現実的に実行可能な方法を探りながらタバコを断ってもらうことを考えます。

喫煙のせいで真っ黒になり、肺胞が溶けて崩れている肺を見るのは、とてもつらいことです。タバコさえ吸わなければ、前にやった禁煙がちゃんと続いていれば、こんなことにはならなかったのにと、悔やまれてなりません。

それは手術を目前に控えた患者さんにとっても同じことで、「こんなことになるなんて、誰も教えてくれなかった」「もっと強くタバコの害をいってほしかった」と嘆きながら、遅きに失した禁煙を実行しているのです。

そういう悲劇を減らしたい。その強い思いから、私は本書を執筆しました。

したがって、本書はまず禁煙のためのメソッドから始まります。理屈を説くより、まず方法から。そして後半で「怖い話」を展開しています。

本書には「新しい話」がいくつか入っています。「タバコを吸うだけでは肺腺がンにならない」「本当に怖いのはCOPD」といった話題は、初めて知る方も多いと思います。それらは肺ガン専門の外科医が最前線で経験した事実ですので、しっかりと受け止めていただけるとうれしいです。

本書では脳内ホルモンと禁煙との関係を掘り下げました。そもそもタバコはストレスを回避するためにドーパミンを分泌させるための嗜好品《しこうひん》です。だからその前に脳内ホルモンを出してしまえば、タバコはいらなくなります。そのためのメソッドをあの手この手でご紹介したのが本書です。

ぜひ、本書で本気の禁煙を達成してください。

著者

吸いたい気持ちがスッと消える

医者が教える最強の禁煙術

発行日　2018年1月28日　第1刷

著者　奥仲哲弥

本書プロジェクトチーム
編集統括　柿内尚文
編集担当　加藤紳一郎
デザイン　市川さつき（ISSHIKI）
編集協力　山崎修
イラスト　下西早苗
校正　東京出版サービスセンター
営業統括　丸山敏生
営業担当　石井耕平、戸田友里恵
プロモーション　山田美恵、浦野稚加
営業　増尾友裕、池田孝一郎、熊切絵理、甲斐萌里、大原桂子、綱脇愛、川西花苗、寺内未来子、櫻井恵子、吉村寿美子、田邊曜子、矢橋寛子、大村かおり、高垣真美、高垣知子、柏原由美、菊山清佳

編集　小林英史、舘瑞恵、栗田亘、辺土名悟、村上芳子、中村悟志、堀田孝之、及川和彦
編集総務　千田真由、髙山紗耶子、高橋美幸
講演・マネジメント事業　斎藤和佳、高間裕子
メディア開発　池田剛
マネジメント　坂下毅
発行人　高橋克佳

発行所　株式会社アスコム

〒105-0003
東京都港区西新橋2-23-1　3東洋海事ビル
編集部　TEL：03-5425-6627
営業部　TEL：03-5425-6626　FAX：03-5425-6770

印刷・製本　株式会社光邦

Printed in Japan ISBN 978-4-7762-0977-5

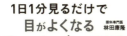

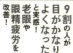

『吸いたい気持ちがスッと消える
医者が教える最強の禁煙術』

の電子版がスマホ、タブレット
などで読めます！

本書をご購入いただいた方はもれなく本書の電子版をスマホ、タブレット、パソコンで読むことができます。

アクセス方法はこちら！

▼

下記のＱＲコード、もしくは下記のアドレスからアクセスし、会員登録の上、案内されたパスワードを所定の欄に入力してください。
アクセスしたサイトでパスワードが認証されますと電子版を読むことができます。

https://ascom-inc.com/b/09775

※通信環境や機種によってアクセスに時間がかかる、
もしくはアクセスできない場合がございます。
※接続の際の通信費はお客様のご負担となります。